SEVERE FEVER
WITH THROMBOCYTOPENIA SYNDROME

发热伴血小板减少综合征

主　审　张文宏　曹广文
主　编　潘　浩　吴寰宇
总顾问　李德新
副主编　朱奕奕　刘社兰　吴家兵　陈恩富　鲍倡俊　尤爱国
秘　书　邱　琪
编　者（按姓氏拼音排序）

艾静文	复旦大学附属华山医院	鲍倡俊	江苏省疾病预防控制中心
曹广文	海军军医大学	曹务春	军事科学院军事医学研究院
陈恩富	浙江省疾病预防控制中心	杜珊删	中国疾病预防控制中心病毒病预防控制所
范君言	海军军医大学	龚　磊	安徽省疾病预防控制中心
胡建利	江苏省疾病预防控制中心	黄晓霞	中国疾病预防控制中心病毒病预防控制所
黄学勇	河南省疾病预防控制中心	江佳富	军事科学院军事医学研究院
刘吉洛	海军军医大学	刘社兰	浙江省疾病预防控制中心
刘　菅	浙江省疾病预防控制中心	李德新	中国疾病预防控制中心病毒病预防控制所
李建东	中国疾病预防控制中心病毒病预防控制所	潘　浩	上海市疾病预防控制中心
邱　琪	上海市疾病预防控制中心	宋丹丹	安徽省疾病预防控制中心
孙继民	浙江省疾病预防控制中心	孙　毅	军事科学院军事医学研究院
王　宁	军事科学院军事医学研究院	王新宇	复旦大学附属华山医院
吴寰宇	上海市疾病预防控制中心	吴家兵	安徽省疾病预防控制中心
许汴利	河南省疾病预防控制中心	徐　斌	复旦大学附属华山医院
尤爱国	河南省疾病预防控制中心	张文宏	复旦大学附属华山医院
赵元菡	复旦大学附属华山医院	朱奕奕	上海市疾病预防控制中心

復旦大學 出版社

内容提要

本书首先在总论中对发热伴血小板减少综合征的发现和流行情况进行了概述,而后通过九个章节对相应内容进行系统阐述。第一章至第四章详细介绍了发热伴血小板减少综合征的基本知识,包括病原学、发病机制、流行病学和传播媒介;第五章着眼于该病的临床表现、实验室检查、诊断和治疗;第六章系统介绍了新布尼亚病毒的实验室检测方法;第七章至第八章则聚焦于发热伴血小板减少综合征的监测预警和预防控制;第九章通过具体案例,详细介绍近年来相关疫情的调查和处置过程,进一步总结经验教训。本书可为从事疾病诊疗和防控工作的医务工作者及公共卫生人员提供参考。

前　言

随着全球化进程不断加速，国际交往日趋频繁，新发传染病时有发生，如禽流感、非典型性肺炎（SARS）、中东呼吸综合征、新型冠状病毒肺炎、埃博拉出血热等。每一次疫情的发生和流行都给全球人类的健康带来了巨大挑战，造成生命和财产的损失。我国同样面临着多种本土和输入新发传染病的挑战，新发传染病的预防和控制已经成为我国迫切和重要的公共卫生任务。

发热伴血小板减少综合征由新布尼亚病毒感染引起。近十多年来，我国多个省份相继报告相关病例，该病在我国的发病呈上升趋势。该病为一种新发传染病，引起该病的新布尼亚病毒由我国科学家首次发现并报道。该病毒的发现是继SARS冠状病毒发现后，世界病毒学研究领域又一个突破性进展，表明我国病原学及新发传染病的研究达到了一个更高的水平。该病临床上以急性发热、血小板减少、全身乏力、肌肉酸痛等为主要特征，少数患者病情较重且发展迅速，可因多脏器功能衰竭而死亡。因此，做好病例的早发现、早诊断和早治疗对发热伴血小板减少综合征的预防控制至关重要。

我们很荣幸能够邀请到我国病毒学、临床和公共卫生等领域的专家和学者参与到本书的编写工作中，从病原学、发病机制、流行病学、临床诊疗、实验室检测和疾病防控等方面对发热伴血小板综合征的相关知识进行了全面、系统、详细的梳理和阐述，以期读者可以全方位、多角度地认识和了解发热伴血小板减少综合征。此外，本书还详细介绍了近年来几起相关疫情的调查和处置过程，结合具体案例进行分析和总结，具有一定的理论指导意义和实用价值。

本书的出版得到了"上海市公共卫生体系建设三年行动计划（2020—2022年）"的资助，在此表示衷心的感谢！值得一提的是，由于本书的编写任务是在新冠肺炎大流行的背景下，组稿过程历时较长，且期间经历了2022年上半年的"大上海保卫战"，多数编者作为一线抗疫人员，编写工作不断受到各种应急任务的冲击，本书能够顺利完稿并出版，实属珍贵。编写过程中难免有疏漏和不足之处，恳请广大读者批评指正，以便在今后的修订、再版中得以完善。

编写组

2022年9月9日

目　录

总论		001
第一章	病原学	013
第二章	发病机制	024
第三章	流行病学	034
第四章	传播媒介	047
第五章	临床表现、实验室检查、诊断和治疗	065
第六章	病毒的实验室检测	076
第七章	监测与预警	086
第八章	预防与控制	103
第九章	相关案例	123

总 论

发热伴血小板减少综合征(severe fever with thrombocytopenia syndrome,SFTS)是由我国发现的一种新型布尼亚病毒,也称发热伴血小板减少综合征病毒(severe fever with thrombocytopenia syndrome virus,SFTSV)感染引起,为自然疫源性传染病,以发热伴血小板、白细胞减少和多脏器损伤的征象为主要临床表现,蜱为其主要传播媒介。目前,除我国外,美国、日本和韩国等国家也有病例发现。该病病死率高,严重威胁流行区居民的健康和生命安全,也给当地的社会经济生活造成了很大的影响,受到公众与媒体的广泛关注。

新布尼亚病毒(new bunyavirus)及其致 SFTS 的发现与认识是我国近年在新发传染病防控与研究领域取得的一个巨大成就,其意义在于:①避免了该病长期以来被误诊为急性重症胃肠炎、再生障碍性贫血、白血病等而导致的治疗延误及患者死亡,保障了人民的健康;②再次启示我们,诸如发热待查、不明原因病症所隐含的未认知病种仍需要我们去探索、发现。因而这一成就带给人们的并不只是肯定,更是严峻的挑战。

针对该疾病,我国学者进行了大量的现场和实验室工作,取得了一系列的研究成果。编者对相关工作进行回顾、总结与展望,从而为该病的防治提供参考,也为其他未知新发传染病的研究提供借鉴。

第一节 定义和名称

一、疾病、病原的发现与命名

该病及其病原的发现经历了 10 多年的漫长过程,是我国众多学者共同协作的成果,也是我国新发传染病防控取得成功的一个标志性事件。

据现有资料,回顾性分析发现该病可能最早在我国江苏省无锡市宜兴市报告,1996 年该市报告了 11 例类似病例,其中死亡 2 例。11 例病例均以畏寒、发热、全身乏力、头痛、咳嗽等症状急性起病,少数病例有腰痛、咳嗽伴痰中带血,2 例死亡病例因黑便、口腔、鼻腔大量出血,最后休克死亡。江苏省卫生防疫站对 7 例病例和 5 例密切接触者的 12 份血清进行检测,其中流行性出血热、新疆出血热、斑疹伤寒、斑点热、Q 热、恙虫病、钩端螺旋体血清抗体均为阴性。无锡市传染病医院对 5 例住院病例进行血培养、肥达氏反应、流行性出血热抗体检测均为阴性。对 5 例住院病例做变形杆菌(外斐氏反应)凝集反应,其中 4 例病例 Oxk 1∶1280 呈阳性反应,这说明 4 例病例曾有立克次体感染。回顾性分析当时的资料,这 11 例病例的临床症状与SFTS极为相似。

2005~2006年期间,江苏省和安徽省陆续报告了若干例类似病例,一定数量的病例发生死亡;2007年后,我国包括江苏、安徽、河南、山东等多地先后发现并报告该疾病。2009~2010年期间,我国学者成功发现并确认了该病病原体为新布尼亚病毒。

在确认新布尼亚病毒前,2006年,我国学者在安徽省类似病例中也曾发现了人粒细胞无形体(human granulocytic anaplasmosis,HGA)。2006年11月9日至17日,安徽省皖南医学院弋矶山医院报告了10名发热伴有白细胞减少、血小板减少和血清转氨酶水平升高的病例。除首例病例外,其余9名病例均无蜱虫叮咬史,可能通过直接接触首例病例的血液或呼吸道分泌物感染,并导致医院内感染,被实验室确诊为人粒细胞无形体病(human granulocytic anaplasmosis,HGA),首例病例后发生死亡。文章发表在《美国医学会杂志》(The Journal of the American Medical Association,JAMA)和中华疾病控制杂志上,引起了公众和科研人员的高度关注。但后期在我国其他地区类似病例中较少发现该病原体。

2007年5月,河南省信阳市光山县人民医院收治了3例以发热、腹痛、腹胀、恶心、呕吐、消化道出血、转氨酶升高为主要症状的病例,当地医院诊断为急性胃肠炎,治疗效果不佳。1名患者家属向当地疾病预防控制机构做了报告。随后,河南省疾病预防控制中心调查人员对病例开展了现场流行病学调查,发现病例有以下特点:①急性起病,发热,体温大于37.5℃;②白细胞和血小板计数减少;③谷丙转氨酶和谷草转氨酶升高,尿蛋白阳性,显示多脏器损伤。这些特征提示上述病例并非一般胃肠疾患。因此,该调查团队根据上述临床特征建立了病例定义,扩大搜索范围,并于当年在河南省建立了针对该病的症状监测系统。通过症状监测,发现了不少以发热伴白细胞、血小板减少和多脏器损伤为特征的患者。对患者进行肺炎支原体、肺炎衣原体、军团菌、腺病毒、巨细胞病毒、柯萨奇病毒、EB病毒、呼吸道合胞病毒、汉坦病毒和登革病毒等多种已知病原体检测,结果均为阴性。同样也进行了无形体的实验室检测,但结果仅极少部分患者嗜吞噬细胞无形体核酸和血清学检测阳性,判断无形体不是主要的病原元凶。调查人员采取主动搜索发现该病症后,通过建立的疾病定义又在发现病例地区及邻近县级医院对医院病案进行了回顾性病例搜索,发现在2005年和2006年也有此种病例,但多被诊断为急性胃肠疾患、白血病和再生障碍性贫血等,说明该病早就存在且分布广泛。

国家卫生部于2008年在全国范围内开始对疑似无形体病监测并报告,这为最终认知该病和发现病原奠定了基础。此后,湖北、山东、安徽、江苏、辽宁等地均发现了类似患者,但均未分离出无形体病原,且血清学阳性率极低。

通过对收集到的病例分析发现,该病高度散发,主要分布于山区和丘陵农村地区,呈明显的季节性分布,每年的3月开始出现病例并逐渐抬升,5~8月为全年发病高峰,此后逐渐下降至11月,冬季一般无病例报告。人群普遍易感,在丘陵、山区、森林等地区生活、生产的居民和劳动者以及赴该类地区户外活动的旅游者感染风险较高。部分病例发病前有明确的蜱叮咬史。同时发现了经血传播的聚集性发病。对于此类疾病,可能存在着两类病原的假设,其一虫媒出血热病毒类;其二无形体病或立克次体类;考虑到该综合征病例中尽管有少数病例无形体核酸检测阳性,但绝大多数检测一直是阴性,无形体应该不是主要病原。因此,仍用无形体病命名报告显然是不适宜的。国家卫生部授权中国疾病预防控制中心召集江苏、安徽、河南等有关省疾病预防控制中心、中国疾病预防控制中心病毒病预防控制所和传染病预防控制所有关专家在北京举办了一次针对该病的监测研讨会,会中确定根据该综合征病例的临床特征,建议在病原明确前用"发热伴血小板减少综合征"命名该类疾病,国家卫生部采纳了这一建议。

2009年,我国科研人员分别从来自河南、湖北的发热伴血小板减少综合征病例标本中分离到一种全新的病毒,分类属于原布尼亚病毒科白蛉病毒属,为全球首次发现的新病毒。新布尼亚病毒的发现大致有两条技术路线。一是经典路径:在病原假设的基础上进行盲培养,于学杰等学者从来自河南的病例标本中以犬巨噬细胞系(DH82)培养分离到该病毒。中国疾病预防控制中心病毒病预防控制所李德新等学者从来自湖北的病例标本中分离到该病毒,并获得病毒全基因序列和基本形态结构特征。二是宏基因组学分析路径:首先通过高通量测序发现未知病原体基因片段,获得可能感染的病原体信息,再进一步特异扩增验证并指导病原体分离培养。许汴利等学者以核酸阳性血清样本用非洲绿猴肾细胞系(Vero)同样分离到该病毒。

依据全基因测序结果并结合电子显微镜形态学分析,我国确定该病毒为布尼亚病毒科白蛉病毒属,并初步认定疾病的发生与该病毒感染有关。之后新布尼亚病毒被国际病毒分类委员会(International Committee on Taxonomy of Viruses, ICTV)命名为大别班达病毒(Dabie Bandavirus),隶属于布尼亚病毒目(Bunyavirales)、白蛉纤细病毒科(Phenuiviridae)班达病毒属(Bandavirus genus)。为表述方便,本书统一称其为SFTSV。

二、媒介的发现与探索

除了汉坦病毒外,布尼亚病毒一般存在于节肢动物体内,通过卵传播,脊椎动物起到扩大宿主的作用。SFTSV在自然界的生态循环暂不明确,可能同其他白蛉病毒属病毒一样,主要以节肢动物为传播媒介,以哺乳动物为宿主。SFTSV的传播媒介主要是蜱,长角血蜱占主导地位。目前,已经从病例发现地区的蜱中分离到SFTSV,部分病例发病前有明确的蜱叮咬史。根据地理环境、发病季节以及患者发病前的野外暴露史(部分患者有明确的蜱叮咬史),并且从蜱体内分离出的SFTSV核酸序列与从SFTS患者血清中分离的SFTSV同源性达到95%以上,可以证实蜱是SFTS的传播媒介。蜱在SFTSV的生命周期和传播中扮演了重要角色。蜱叮咬传播是该病重要传播途径之一。在收集的186只蜱标本中,有10只在病家豢养动物体表的长角血蜱中检测到SFTSV,其病毒全基因组序列与确诊病例同源性非常近;在收集的5900只蚊虫标本中没有检测到SFTSV。从河南省羊体表捕获蜱825只,分为77组,从11组长角血蜱中检测到SFTSV核酸,其同源性达93%~100%。在长角血蜱的不同发育阶段,在蜱和小鼠之间进行的传播研究发现,在山东省收集的蜱中SFTSV的感染率较低(0.2%),用SFTSV感染的小鼠喂食的蜱可以获得病毒,并可经静脉和肛门传播到其他发育阶段的蜱;另外,SFTSV感染的蜱可以通过叮咬将病毒传播给小鼠,表明蜱可以作为SFTSV的传播媒介和储存宿主。在江苏省流行区的植被和小型野生哺乳动物中收集了9984只蜱进行了SFTSV核酸检测,发现长角血蜱中的SFTSV垂直传播能在自然界中发生,表明长角血蜱是SFTSV的储存宿主;小型野生哺乳动物如刺猬能被SFTSV感染,并可作为天然扩增宿主。此外,在SFTS的流行区和非流行区同样检测到微小牛蜱体内含有SFTSV,但其阳性率低于长角血蜱的阳性率。大部分患者无明确的蜱叮咬史,故不能认为蜱为SFTSV的唯一传播媒介。有学者提出小盾纤恙螨、毒棘厉螨及牛虻等节肢动物可携带SFTSV。江苏省从黑线姬鼠和家畜体表收集革螨60只，分为4组，恙螨100只，分为5组，从黑线姬鼠体表收集的5组小盾纤恙螨和3组毒棘厉螨以及山羊体表收集的1组毒棘厉螨中检测到SFTSV核酸阳性，与SFTSV JS4株核蛋白（nucleoprotein，NP）基因核苷酸同源性达99%～100%，认为小盾纤恙螨和毒棘厉螨能够携带SFTSV。河南省从SFTS流行地区捕获的3组牛虻体内检测出SFTSV核酸阳性，发现牛虻可携带SFTSV。2013年7～9月，在陕西省采集了1 950只蚊子、30只蠓和20只白蛉进行SFTSV核酸检测，结果均为阴性。其他吸血节肢动物能否可以作为SFTSV传播媒介和储存宿主，尚需进一步研究。

三、人兽共患病和新发传染病

SFTS是一种新发的自然疫源性人兽共患传染性疾病，据研究推测其病原在宿主间的自然流行传播至少在18世纪已经存在。人兽共患传染病简称人兽共患病，即能在人与脊椎动物之间传播的疾病。在人类历史上所发生的危害严重的传染病，很大部分有一个共同特点——基本上是从野生动物传播到人，并在人群中引发流行，这种情况被称为野生动物源性人兽共患病，其中最主要的疫源是野生脊椎动物，尤其是鸟类和哺乳类。据估计，超过60%的人类传染病是由与动物（野生或家养）共有的病原体引起的；1940年以来已确认的约400种传染病中，近2/3属于野生动物源性人兽共患病。这些传染病在人类历史上或多或少引起过灾难。野生动物携带的病原体进化为人类特有病原体可大致分为五个阶段。在第一个阶段，病原体只存在于野生动物（即宿主）体内，并不会向人类传播。例如新城疫病毒一般只在野鸟之间或野鸟与家禽之间流行，对其他动物无致病性或呈隐性感染。在第二个阶段，野生动物的病原体在自然条件下可以传染给人类并引发疾病，但还不能直接在人与人之间传播。例如，西尼罗热主要是通过携带西尼罗病毒的蚊虫叮咬进行传播，人与人直接接触并无太大风险。在第三个阶段，病原体由野生动物传给人之后，已经可以在人与人之间进行有限的传播，偶尔会引起暴发流行，如埃博拉病毒、马尔堡病毒和猴痘病毒。在第四个阶段，来源于野生动物的病原体不仅具有通过动物宿主的一次传播而感染人类的自然周期，还可以不经过动物宿主，直接在人与人之间经历很长时间的二次传播，如登革病毒和霍乱弧菌。在最后一个阶段，病原体逐步适应了人体环境，成为人类特有的病原体，如疟原虫、天花病毒和梅毒螺旋体。从动物病原体进化到人类特有病原体需要突破不同物种之间的屏障，而且人类自身也具有抵抗力。因此，大多数野生动物病原体还只停留在进化的第一个阶段，不会直接传染给人类。许多野生动物源性传染病的病原体可以在某一特定的地方循环往复，长期在环境中存在，有可能种群数量爆发，然后直接或通过吸血昆虫等传播媒介感染野生脊椎动物并造成流行。在自然条件下，这一过程并不需要人或家养动物的参与，这种现象被称为自然疫源性。据不完全统计，目前已知的自然疫源性疾病约有178种，其中以病毒、细菌和寄生虫性疾病居多。SFTS是一种新发现的传染病，有自然疫源动物源性特性，由虫媒病毒所致。新发传染病（emerging infectious disease，EID）指人类新发现或已经存在但发病区域变化并不断扩大的疾病。20世纪70年代以来，几乎每年都有新发传染病被发现，病原微生物种类复杂，主要有病毒、细菌、立克次体、衣原体、螺旋体及寄生虫等，其中病毒性疾病是新发传染病的主要类型，而虫媒病毒则占有很大比重。

虫媒病毒也是主要新发再发传染病病原体类型，主要属于黄病毒科和布尼亚病毒科，通过蚊虫和蜱虫传给人。1978～2014年登革病毒在我国累计感染超过70万人，仅2018年我国就发生5458例输入性登革热和59183例本土登革热病例，主要集中在云南边境和广东南部地区，有呈现向中部和北部其他省份蔓延的趋势。1947年就在乌干达Zika森林的恒河猴中分离出来的寨卡病毒（Zika virus，ZIKV），2015年巴西暴发并很快传播到整个美国，病毒感染引发婴儿"小头症"、吉兰-巴雷综合征、神经病和脊髓炎等并发症。2016～2017年我国共发现29例输入性寨卡病毒感染病例。基孔肯雅病毒（Chikungunya virus，CHIKV）在我国为散发性输入传播，2010年广东报告了129例基孔肯雅病毒输入病例。克里米亚-刚果出血热病毒又被称为新疆出血热病毒，其感染引起的严重出血性疾病，我国共报告了230例，病死率为5%～30%。2017年首次发现的阿龙山病毒（Alongshan virus，ALSV），在内蒙古和黑龙江两地共发现86人感染，并在动物和昆虫样本中检测到了阿龙山病毒，存在较大的人间传播可能。

1990年以来我国暴发多种病毒性传染病，病原主要属于逆转录病毒、冠状病毒、流感病毒、黄病毒和布尼亚病毒等。这些新发和再发传染病病原体有70%来自动物，动物是人类疾病的重要传播源头，病毒在人群中传播和流行之前，就已经在宿主动物中长期存在。

SFTSV早已在自然界中存在，其传播本身就是一个错综复杂的动态过程。随着全球经济和旅游业的发展，人口流动数量较大，这无疑增加了人类感染SFTSV的风险。由于SFTSV传播链中动物宿主和传播媒介的生态环境不断变化，疾病防控难度逐渐加大。除了家养动物，研究者发现许多其他野生动物如鹿、刺猬、黄鼠狼等也是蜱经常性宿主。近年来，地球环境气候的变化和交通运输能力的增强，加快了新发病原体的传播速度，除了对该病可能感染的驯养动物监测外，同时需要扩大野生动物的监测范围。

第二节　流行简史

通过回顾性调查SFTS在流行区早已存在，后期的基因时钟分析也证实了该病原至少在18世纪就已经存在自然界中；2009～2010年，我国首先发现了该病的病原体，这也是近年来我国疾病预防控制系统在新发传染病研究领域的重大突破。

SFTS病例多发生于中、低度海拔山区、丘陵等植被丰富，气候湿润的农村地区，呈高度散发。该病具有明显的季节性，一般始于3月，4月发病数快速上升，5～7月份达到高峰，10月份后迅速减少，病例可以延续至11月。患者以农民为主，集中于40～80岁年龄组，性别比例各地报道不一。目前认为其传播与蜱叮咬有关。接触患者的血液、分泌物或排泄物也可以导致感染。

一、我国的流行史

SFTS病例主要发生在安徽、江苏、河南、湖北、山东、辽宁等省。2011～2014年，我国有23个省份报告SFTS病例5352例，其中16个省份报告实验室确诊病例2750例，病例主要集中在河南、山东、湖北、安徽、辽宁、浙江和江苏7个省份，占全国病例总数的99.3%。2010～2017年，全国20个省331个县共报告确诊病例6515例，死亡413人，病死率为6%。

2011~2020年,全国累计26个省份报告确诊病例和临床诊断病例16 000多例。其中24个省份报告实验室确诊病例10 832例,占报告病例总数的66.6%。实验室诊断病例及死亡病例均主要分布在山东、河南、安徽、湖北、辽宁、浙江、江苏等7省,占病例总数的99%以上。

血清流行病学调查显示,流行地区健康人群SFTSV隐性感染率0.8%~13.4%。山东沂源县调查健康人群237人,SFTSV抗体阳性率0.8%;浙江天台和山东招远分别是1.4%和2.0%,安徽皖西地区人群隐性感染率达到4.7%,中老年人群的感染率相对较高;湖北省流行区健康人群血清学阳性率为3.7%~11.9%,非流行区健康人群血清学阳性率为1.0%~3.7%;山东省蓬莱市健康人群血清学阳性率为9.1%;河南省信阳市平桥区和新县健康人群SFTSV IgG抗体阳性率分别为7.2%和13.4%。目前已发现黑线姬鼠可以携带SFTSV感染人类。葛恒明等于2010~2011年在江苏省东海县对127只家鼠检测,SFTSV抗体阳性10份,阳性率7.9%;对174只野鼠进行检测,SFTSV抗体阳性12份,阳性率6.9%。在病例所在村的牛、羊、犬、猪、鸡等家畜家禽中发现SFTSV感染的血清学证据,但是在调查的动物中仅有很小比例(1.7%~5.3%)的动物血清中可以检测到SFTSV的核酸,且病毒含量较低,表明SFTSV在流行区动物中广泛存在,而家养动物可能是SFTSV的扩大宿主,在病毒传播过程中扮演重要角色。人群与动物SFTSV血清总抗体阳性率存在正相关关系。动物宿主持续感染是病原体维持自然循环的基本条件。目前还没有证实该病毒能引起动物疾病,也不能确定人类感染该病毒是否因接触已感染的家畜,但是这些家畜在疾病传播中的作用不容忽视。

二、全球流行状况

(一)日本和韩国

2013年1月,日本对2012年秋季因不明原因死亡妇女进行了SFTS确诊并进行首次通报,截至2013年,日本共报告52例,包括北海道在内的所有地区均发现有SFTSV传播的线索。至2014年4月,九州、四国、近畿等13个县有53人感染,其中21人死亡。2013年4月至2014年9月期间,日本通过国家疾病监测系统报告了96例SFTS病例,病例均来自日本西部。调查发现,日本北海道、岩手和宫城等23道府县中检测的蜱均携带SFTSV。此外,福冈、福山等3个县也在鹿等野生动物身上发现了感染病毒后产生的抗体,共计有30个道府县确认有患者及病毒。

韩国于2012年末出现第一例确诊病例,截至2013年,韩国共报告36例,死亡17例,报告病死率47.2%,86%的报告病例居住于相对温度高的南方城市。2013~2015年,韩国共报告了172例SFTS病例,除城市地区外,全国各地均有病例报告,韩国东部、东南部和济州岛的丘陵地区是主要的流行地区。

(二)其他国家

2009年6月,美国在密苏里州2名患发热伴血小板减少疾病的患者体内分离到哈特兰病毒(Heartland virus),是另一种新白蛉属病毒,其在基因水平上与SFTSV同源。2011年,阿拉伯联合酋长国报告了一例类似病例,患者的临床表现和流行病学特征提示为病毒感染。患者为男性,57岁,来自朝鲜,2009年3月发病,当时正在阿拉伯联合酋长国迪拜临时工作,患者表现为发热、血小板减少、白细胞减少、出血和多器官功能障碍,患者无蜱叮咬史,近一年也无回国旅居史,但患者与其同胞一起居住在一个人口稠密的环境中,其同胞经常在两国间往返,故患者有可能是在该环境中直接接触病原体感染。越南发现在 2017 年有 2 例类似病例。研究人员收集了 2017 年 10 月 1 日至 2018 年 3 月 31 日越南顺化大学医院收治的 80 例急性发热性疾病患者的血清样本,实时逆转录聚合酶链反应(real-time reverse transcription PCR, rRT-PCR)显示 2 份标本 SFTSV 核酸阳性。这 2 份标本来自 2 名血小板减少综合征患者的存储血清,这些患者于 2017 年在顺化大学医院就诊,且无 SFTS 流行国家(如中国、韩国和日本)的旅行史;还在其中 1 例患者的血清中检测到 SFTSV IgM 抗体。2018 年 2 月～2019 年 1 月,缅甸从 5 例疑似斑疹伤寒病例中检测到 SFTSV 核酸。泰国也有本地传播病例报告。除确诊病例外,巴基斯坦也报告了关于养殖户人群的阳性血清学证据。尽管尚无证据表明 SFTS 会在全球发生流行,但近年来陆续有国家新增病例报道,提示需加大非流行区国家 SFTS 监测强度。

第三节 严重性和危害性

SFTS 自发现以来,疫区范围在我国不断扩大。目前,美国、韩国、日本等多个国家也出现病例报告,已经成为威胁公众健康的重要新发传染病。

SFTS 不仅严重威胁人民群众的生命安全和健康,而且也给公众带来沉重的疾病负担。多数 SFTS 患者症状较轻,少数重症患者可因弥漫性血管内凝血和多脏器功能衰竭死亡。既往有基础疾病、老年患者、免疫缺陷患者、进行激素治疗者、出现精神神经症状、出血倾向明显、低钠血症等提示病情较重,预后较差。不同时间、不同地区的研究所得 SFTS 病死率亦不同,2007～2017 年我国 SFTS 病例平均报告病死率为 18%(95% 可信区间:16%～21%),个别地区可达 30% 以上。2013 年,韩国多数病例发生在老年人,约 80% 病例年龄在 50 岁以上,SFTS 病死率为 47.2%。2013～2015 年,韩国大部分病例是 60 岁以上老人,平均病死率是 32.6%。日本 2013～2014 年 SFTS 患者以高龄(中位年龄 78 岁)、退休、失业或农民为主,平均病死率是 31.0%。

SFTS 容易漏诊。在该病被认识之前一般被误诊为急性胃肠炎、重症感染、再生障碍性贫血、急性白血病、重症肝炎等。Huang X 等估计在我国流行地区 SFTS 漏诊率达到 8.3%,真实的 SFTS 发病率被低估。

SFTS 也给患者及其家庭带来沉重的疾病负担。对 2013～2015 年安徽省六安市人民医院收治的 30 例患者的疾病负担研究显示,患者住院时间 1～23 天,平均 8.9 天;住院费用为 1 944.4～21 337.0 元,平均为 7 363.7 元,平均住院费用仅次于胃癌的 8 102.2 元,高于食管癌(7 135.8 元)、结直肠癌(7 064.4 元)、乳腺癌(6 723.5 元)和肺癌(6 309.4 元),也远高于腹泻病住院患者的人均经济负担(1 067.5 元)。

此外,由于在致病源的确认及明确诊断、是否按规定进行病例报告以及"多西环素"应用的首选性等方面存在争议,因此,近年来随着 SFTS 病例报道呈上升趋势,该病引起的医疗纠纷亦呈升高表现,引起了社会和科研工作者的关注。

第四节　防治研究工作的发展概况

我国发现该病至今，在病原学、流行病学、临床诊疗和实验室检测等方面进行了系统的研究，对 SFTSV 及其所致疾病有了初步的全方位的认识，对于有效控制和诊疗该病奠定了良好的基础，也为进一步深入研究提供了翔实的数据与资料。

SFTSV 的种属地位很明确，隶属于布尼亚病毒目、白蛉纤细病毒科、班达病毒属，为新发现的全新病毒，病毒颗粒呈球形，具有囊膜，病毒直径为 80～120 nm，内有 3 个螺旋对称的核壳。其基因组分为大(L)、中(M)、小(S)3 个节段，L 节段含 6 368 个核苷酸，编码 RNA 依赖的 RNA 聚合酶(RNA-dependent RNA polymerase，RdRP)含有 2 084 个氨基酸，约 235 kD；M 节段含 3 378 个核苷酸，编码一个含 1 073 个氨基酸的糖蛋白前体，经宿主细胞内蛋白酶修饰后形成的 N 端糖蛋白(glycoprotein n，Gn)含 562 个氨基酸，约 61 kD；C 端糖蛋白(glycoprotein c，Gc)含 511 个氨基酸，约 56 kD；S 节段双向编码 2 个蛋白，即 N 端正向编码核蛋白(nucleoprotein，NP)和 C 端反向编码非结构蛋白(non-structure S protein，NSs)。SFTSV 病毒粒子结构同其他白蛉病毒属成员一样呈二十面体对称，表面是由核衣壳五聚体和六聚体形成。

动物感染模型研究同样取得了良好的进展，建立了感染新生昆明鼠、BALB/c 鼠和 C57/BL6 小鼠的动物模型。有关致病机制研究发现 SFTSV 的 Gn/Gc 糖蛋白可以与 C 型凝集素 DC-SIGN 受体结合进入动物细胞内，因此 SFTSV 的 Gn/Gc 主要行使宿主细胞的识别功能，针对不同的细胞可能和不同的细胞表面受体结合。

有关病毒的传播，除了汉坦病毒以外，布尼亚病毒一般存在于节肢动物体内，通过卵传播，脊椎动物起到扩大宿主的作用。通过逆转录-逆转录聚合酶链式反应的方法，江苏从野外黑线姬鼠身上的小盾纤恙螨以及从黑线姬鼠和羊身上的毒棘厉螨体内检测到了 SFTSV 的 RNA；河南在蜱和牛虻中检测到了 SFTSV。来自牛、羊、犬等家养动物身上的长角血蜱和微小牛蜱体内以及草地游离蜱中均可以检测到 SFTSV 的 RNA，而蚊子体内尚未检测到 SFTSV 的 RNA。针对节肢动物的 SFTSV 检测阳性结果表明，它们可能是 SFTSV 的宿主，也可能从感染动物体内获得了 SFTSV。因此，节肢动物是否是 SFTSV 的宿主尚需进一步研究。

有关动物宿主的研究，据湖北、江苏、山东、河南等省的多个小样本(<500 份)研究显示，47.7% 的家养动物 SFTSV 抗体呈阳性反应，其中山羊的阳性率为 36.7%～83%，牛为 31.8%～80%，犬为 6.4%～55%，猪为 2%～6%，鸡为 1%～2%；而 1 个 3 000 份大样本的研究显示，大约 70% 的羊、60% 的牛、38% 的犬、3% 的猪和 47% 的鸡 SFTSV 抗体呈阳性。另外对江苏省连云港市东海县鼠类进行的 SFTSV 抗体检测结果显示，野鼠的阳性率为 6.9%，家鼠的阳性率为 7.9%。然而，在调查的动物中，仅有很小比例(1.7%～5.3%)的动物血清中可以检测到 SFTSV 的 RNA，且病毒含量较低。这些数据表明，SFTSV 在流行地区的动物中广泛存在，而家养动物可能是 SFTSV 的扩大宿主，在病毒的传播过程中扮演重要角色。

在传播途径上，目前认为蜱叮咬是 SFTSV 感染野外劳作农民的最可能的传播途径，同时由于潜伏期和急性期患者血液或血性分泌物具有传染性，直接接触患者血液或血性分泌物可导致人与人之间的传播。江苏、山东、河南、安徽等多省均报道过这种人与人之间的传播。

SFTSV感染的临床初步诊断主要依靠患者的临床表现和一般的实验室检查,诸如发热、血小板减少和(或)白细胞减少、肝酶水平升高,以及患者是否工作生活在树木、灌木丛生的农村地区。疾病的确诊至少需要满足以下条件之一:①在患者血清中分离到SFTSV;②在患者血液中检测到SFTSV的RNA;③在患者血清中检测到SFTSV抗体。

SFTSV的分离可用DH82细胞,感染后会在DH82细胞中观察到细胞病变,但在Vero、Vero E6细胞中感染早期由于细胞病变轻微难于被观察到。早期的研究者用Vero E6培养分离病毒,可能正是因为以上特性,才错失了分离到SFTSV的机会。病毒的分离培养虽然准确性高,但通常耗时较长。目前临床上确诊实验主要靠核酸检测,常用的包括RT-PCR、逆转录-环介导的等温扩增(reverse transcription loop-mediated isothermal amplification,RT-LAMP)、荧光定量PCR等。当然,方法不同,灵敏度也有些许差异。血清学检验方面主要采用双抗原夹心酶联免疫吸附试验(enzyme-linked immunosorbent assay,ELISA)、间接ELISA及MacELISA(IgM antibody capture ELISA)分别检测血清中的总抗体、IgG抗体和IgM抗体,SFTSV的IgM抗体阳性,IgG抗体阳转或恢复期滴度较急性期增高>4倍者,可确认为新近感染。

SFTS是一种病死率较高的严重疾病,主要发生于我国,目前针对该病没有特效药物,也尚未有有效的疫苗可供使用,对患者主要采取对症支持治疗和广谱抗病毒治疗。SFTS患者的转归与就诊时血液中的病毒RNA载量及患者的免疫状况有关。所以针对该病主要是采取切断传播途径为主的综合防控措施,预防的关键是减少暴露机会,主要有以下几方面:①化学方法控制家养动物(包括山羊、绵羊、牛、犬等)身上的蜱对降低人感染SFTSV的机会具有重要意义。②加强个人防护,减少暴露于蜱的机会。野外作业时,特别是在杂草较多地区,应穿着颜色明亮的衣服,并将衣袖或裤管口扎紧以防蜱叮咬人体。一旦发现有蜱附着体表,应用镊子夹取,不要用手直接摘除。可使用驱避剂喷涂皮肤。③医护人员和看护人员接触患者时应当采取通用防护措施。对患者的血液、分泌物、排泄物及被其污染的环境和物品,可采取高温、高压、含氯消毒剂等方式进行消毒处理。在抢救或护理危重患者时,尤其是患者有咯血、呕血等出血现象时,医务人员及陪护人员应当加强个人防护,避免与患者血液直接接触。一般情况下无须对患者实施隔离。④强化流行区基层医务人员和疾控人员的培训工作,提高发现、识别、报告、调查、治疗及疫情处置能力,同时提高群众对该病的认知度,减少感染。

尽管在SFTSV及其所致疾病的系统研究上取得了很大的成绩,但是SFTS作为一种新发传染病,目前对其认识和研究还十分有限,仍有许多问题需要进一步探索和研究。一是该病的发病机制和传播机制仍不完全清楚,需要深入研究。二是该病的自然宿主、疫源地范围有待进一步探索。三是构建SFTS监测预警体系,筛选预警指标,建立预测预警模型,对SFTS进行预警,提高应急处置能力。四是需要研究简便、有效、便于推广应用的防控措施。五是分析比较不同国家和地区间分离的SFTSV毒株,进一步探索SFTSV起源和多样性。六是加快SFTSV疫苗的研发。七是筛选特异性的抗病毒治疗药物,制备免疫血清。八是制定临床分型标准,早期识别危重症病例,提高治愈率,改善患者预后。

(许汴利　黄学勇　尤爱国)

参考文献

[1] Yu XJ, Liang MF, Zhang SY, et al. Fever with thrombocytopenia associated with a novel bunyavirus in China [J]. N Engl J Med, 2011, 364(16):1523-1532.

[2] Xu BL, Liu LC, Huang XY, et al. Metagenomic analysis of fever, thrombocytopenia and leukopenia syndrome(FTLS) in Henan province, China: discovery of a new bunyavirus [J]. PLoS Pathog, 2011, 7(11):e1002369.

[3] 张永振, 周敦金, 熊衍文, 等. 中国淮阳山地区由新蜱传布尼亚病毒引起的出血热[J]. 中华流行病学杂志, 2011, 32(8):838-840.

[4] McMullan LK, Folk SM, Kelly AJ, et al. A new phlebovirus associated with severe febrile illness in Missouri [J]. N Engl J Med, 2012, 367(9):834-841.

[5] Takahashi T, Maeda K, Suzuki T, et al. The first identification and retrospective study of severe fever with thrombocytopenia syndrome in Japan [J]. J Infect Dis, 2014, 209(6):816-827.

[6] Kim KH, Yi J, Kim G, et al. Severe fever with thrombocytopenia syndrome, South Korea, 2012 [J]. Emerg Infect Dis, 2013, 19(11):1892-1894.

[7] He ZQ, Wang BH, Li Y, et al. Severe fever with thrombocytopenia syndrome: a systematic review and meta-analysis of epidemiology, clinical signs, routine laboratory diagnosis, risk factors, and outcomes [J]. BMC Infect Dis, 2020, 20(1):575.

[8] 许汴利. 新布尼亚病毒感染致发热伴血小板减少综合征的发现、认识与启示[J]. 中华预防医学杂志, 2012, 46(2):99-102.

[9] Zhang LJ, Liu Y, Ni DX, et al. Nosocomial transmission of human granulocytic anaplasmosis in China [J]. JAMA, 2008, 300(19):2263-2270.

[10] 林玉娣, 姚祖述, 缪小兰, 等. 一起不明原因暴发疫情的调查报告[J]. 疾病监测, 1998, 13(1):29-30.

[11] 李佳宸, 王玉娜, 赵静, 等. 发热伴血小板减少综合征流行病学研究进展[J]. 中华流行病学杂志, 2021, 42(12):2226-2233.

[12] 李德新. 发热伴血小板减少综合征布尼亚病毒概述[J]. 中华实验和临床病毒学杂志, 2011, 25(2):81-84.

[13] 刘洋, 黄学勇, 杜燕华, 等. 河南发热伴血小板减少综合征流行区蜱类分布及媒介携带新布尼亚病毒状况调查[J]. 中华预防医学杂志, 2012, 46(6):500-504.

[14] Luo LM, Zhao L, Wen HL, et al. Haemaphysalis longicornis Ticks as reservoir and vector of severe fever with thrombocytopenia syndrome virus in China [J]. Emerg Infect Dis, 2015, 21(10):1770-1776.

[15] Li Z, Bao C, Hu J, et al. Ecology of the tick-borne phlebovirus causing severe fever with thrombocytopenia syndrome in an endemic area of China [J]. PLoS Negl Trop Dis, 2016, 10(4):e0004574.

[16] 王庆奎, 葛恒明, 李志锋, 等. 从革螨和恙螨中检测到发热伴血小板减少综合征病毒核酸[J]. 中国媒介生物学及控制杂志, 2012, 23(5):452-454.

[17] HY, Yu PB, Chowell G, et al. Severe fever with thrombocytopenia syndrome virus in humans, domesticated animals, ticks and mosquitoes, Shaanxi province, China [J]. Am J Trop Med Hyg, 2017, 96(6):1346-1349.

[18] Huang XY, Liu LC, Du YH, et al. The evolutionary history and spatiotemporal dynamics of the

fever, thrombocytopenia and leukocytopenia syndrome virus (FTLSV) in China [J]. PLoS Negl Trop Dis,2014,8(10):e3237.

[19] 王业,梦梦,何宏轩.野生动物与人兽共患病[J].科学,2020,72(3):4-8.

[20] 尹建华,Zulqarnain Baloch,夏雪山.中国30年来新发病毒性传染病与病毒溯源综述[J].昆明理工大学学报(自然科学版),2021,46(4):86-93.

[21] 何军,王建军.发热伴血小板减少综合征研究进展[J].安徽预防医学杂志,2016,22(1):31-34,39.

[22] Bao CJ, Guo XL, Qi X, et al. A family cluster of infections by a newly recognized bunyavirus in eastern China, 2007: further evidence of person-to-person transmission [J]. Clin Infect Dis, 2011,53(12):1208-1214.

[23] 陈华忠,王金富,梁伟峰,等.浙江省首例新型布尼亚病毒感染患者的流行病学调查[J].国际流行病学传染病学杂志,2011,38(5):360-361.

[24] 窦相峰,吕燕宁,王全意,等.北京市发热伴血小板减少综合征监测和病原检测分析[J].疾病监测,2011,26(12):928-930.

[25] 李昱,周航,牟迪,等.中国2011—2014年发热伴血小板减少综合征流行特征分析[J].中华流行病学杂志,2015,36(6):598-602.

[26] 李昱,杨明,牟迪,等.2010—2017年全国发热伴血小板减少综合征流行特征分析[J].中国急救复苏与灾害医学杂志,2018,13(11):1076-1079.

[27] 迟媛媛.山东省沂源县新型布尼亚病毒致发热伴血小板减少综合征流行特征的初步研究[D].济南:山东大学,2013.

[28] 葛君华,庞卫龙,孙继民,等.浙江省天台县发热伴血小板减少综合征流行特征及隐性感染状况调查[J].中国人兽共患病学报,2017,33(9):848-852.

[29] 刘涛,冷启艳,姜梅,等.招远市健康人群发热伴血小板减少综合征血清流行病学及感染危险因素调查[J].现代预防医学,2018,45(14):2654-2657.

[30] Lyu Y, Ding F, Sun J, et al. Seroprevalence and risk factors of severe fever with thrombocytopenia syndrome virus infection in endemic areas [J]. Infect Dis, 2016,48(7):544-549.

[31] 占建波,霍细香,官旭华,等.湖北省麻城市发热伴血小板减少综合征布尼亚病毒健康人群抗体水平分析[J].中国卫生检验杂志,2013,23(4):992-993.

[32] 周淑琴,宁福江,孟淑欣,等.蓬莱市健康人群新布尼亚病毒感染的血清学调查[J].现代预防医学,2015,42(3):476-478.

[33] 程宁宁.信阳地区新布尼亚病毒感染情况的横断面调查[D].郑州:郑州大学,2017.

[34] Ni H, Yang F, Li Y, et al. Apodemus agrarius is a potential natural host of severe fever with thrombocytopenia syndrome (SFTS) — causing novel bunyavirus [J]. J Clin Virol, 2015,71,82-88.

[35] 葛恒明,王庆奎,李志锋,等.东海县发热伴血小板减少综合征病毒鼠携带情况调查[J].江苏预防医学,2012,23(6):12-14.

[36] Niu G, Li J, Liang M, et al. Severe fever with thrombocytopenia syndrome virus among domesticated animals, China [J]. Emerg Infect Dis, 2013,19(5):756-763.

[37] 张文帅,曾晓燕,周明浩,等.江苏省发热伴血小板减少综合征布尼亚病毒血清流行病学调查[J].疾病监测,2011,26(9):676-678.

[38] 雷晓颖,张笑爽,于学杰.发热伴血小板减少综合征布尼亚病毒研究进展[J].中国公共卫生,2014,30(7):967-971.

[39] Kato H, Yamagishi T, Shimada T, et al. Epidemiological and clinical features of severe fever with thrombocytopenia syndrome in Japan, 2013-2014[J]. PLoS One, 2016, 11(10):e0165207.

[40] 张丽萍,王玉春,赵勇,等.新布尼亚病毒流行病学及检测方法的研究进展[J].检验检疫学刊, 2014,24(4):67-71.

[41] Park SW, Han MG, Yun SM, et al. Severe fever with thrombocytopenia syndrome virus, South Korea, 2013[J]. Emerg infect diseases, 2014, 20(8):1358-1361.

[42] Choi SJ, Park SW, Bae IG, et al. Severe Fever with Thrombocytopenia Syndrome in South Korea, 2013-2015[J]. PLoS Negl Trop Dis, 2016, 10(12):e0005264.

[43] Park SW, Ryou J, Choi WY, et al. Epidemiological and clinical features of severe fever with thrombocytopenia syndrome during an outbreak in South Korea, 2013-2015[J]. Am J Trop Med Hyg, 2016, 95(6):1358-1361.

[44] Denic S, Janbeih J, Nair S, et al. Acute thrombocytopenia, leucopenia, and multiorgan dysfunction: The first case of SFTS bunyavirus outside China? [J]. Case Rep Infect Dis, 2011, 2011:1-4.

[45] Tran XC, Yun Y, Van An L, et al. Endemic severe fever with thrombocytopenia syndrome, Vietnam[J]. Emerg Infect Dis, 2019, 25(5):1029-1031.

[46] Win AM, Nguyen YTH, Kim Y, et al. Genotypic heterogeneity of orientia tsutsugamushi in scrub typhus patients and thrombocytopenia syndrome co-infection, Myanmar[J]. Emerg Infect Dis, 2020, 26(8):1878-1881.

[47] Daengnoi C, Ongkittikul S, Watanawong R, et al. Severe fever with thrombocytopenia syndrome virus: The first case report in Thailand[J]. BKK Med J, 2020, 16(2):204-206.

[48] Zohaib, A, Zhang, J, Saqib, M, et al. Serologic evidence of severe fever with thrombocytopenia syndrome virus and related viruses in Pakistan[J]. Emerg Infect Dis, 2020, 26(7):1513-1516.

[49] 胡建利,鲍昌俊,祁贤,等.20例人感染新型布尼亚病毒病的临床和流行病学特征分析[J].中国人兽共患病学报,2012,28(3):302-305.

[50] Huang X, Wang S, Wang X, et al. Estimation of the incidence of severe fever with thrombocytopenia syndrome in high endemic areas in China: An inpatient-based retrospective study[J]. BMC Infect Dis, 2018, 18(1):66.

[51] 刘纪,吕勇,刘敏,等.六安市2013—2015年发热伴血小板减少综合征流行病学特征与临床研究[J].中国预防医学杂志,2017,18(3):219-222.

[52] 白亚娜,曲红梅,蒲宏全,等.金昌队列人群癌症疾病负担分析[J].中华流行病学杂志,2016,37(3):306-310.

[53] 夏胜利,张玉凯,谢志强,等.河南省2007年腹泻病医院病例的疾病负担分析[J].中华流行病学杂志,2015,36(8):909-910.

[54] 张光霞,杨绍光,何英,等.新型布尼亚病毒感染致发热伴血小板减少综合征医疗纠纷相关性研究[J].中国医药科学,2018,8(13):35-38,43.

[55] 雷晓颖,张笑爽,于学杰.发热伴血小板减少综合征布尼亚病毒研究进展[J].中国公共卫生, 2014,30(7):967-971.

第一章

病　原　学

　　SFTSV 由我国科学家于 2009～2010 年首先发现,可引起人类患 SFTS,该病毒主要经蜱叮咬传播。2014 年,国际病毒分类命名委员会(International Committee on Taxonomy of Viruses, ICTV)确认该病毒属于布尼亚病毒科白蛉病毒属,命名为 SFTS 病毒(SFTS virus);之后随着 ICTV 病毒分类标准的改变,又将之归类于白蛉纤细病毒科班达病毒属,命名为大别班达病毒(Dabie Bandavirus)。

　　SFTSV 为分节段的单股负链 RNA 病毒,呈球形,表面为脂质双层包膜,病毒糖蛋白部分向外突出,呈现为刺突状,病毒基因组由 3 个片段组成,基因组片段 3′和 5′末端序列高度保守,可通过碱基配对形成稳定的非共价连接的锅柄结构,基因组 RNA 呈闭合环状。

　　该病毒可引起人罹患 SFTS,临床以发热、头痛、肌肉酸痛、恶心、呕吐以及腹泻等胃肠消化道症状为主要特征,可见多脏器功能损害,重症患者可因多脏器功能衰竭、出血而死亡,病死率约为 10%。病例在我国分布广泛,以散发为主,地域上相对集中于江苏、安徽、河南、山东等少数几个省份。日本、韩国、越南和泰国等地也有本地传播病例报告。病毒主要经带毒蜱虫(主要为长角血蜱)叮咬传播,还可通过直接接触患者血液或其污染物等传播,从而造成医护、探视或殓殡人员感染。病毒动物储存宿主尚不明确,羊、牛、犬等家养动物和野生小动物可感染病毒,未见明显疾病症状,体内可产生抗体,血液内病毒水平多比较低、存在时间短,可能是病毒传播的中间宿主。蜱感染后,可在卵、蚴虫、若虫等不同发育阶段的蜱中检出病毒核酸,提示病毒在蜱媒生物中可经卵传播和跨期传播。目前该病尚无特异性治疗手段,主要采取对症支持治疗。预防手段一般包括:做好病例管理,防止院内感染;做好健康教育,提高公众防治疾病和蜱等媒介昆虫的知识水平及自我防护意识;必要时采取灭杀蜱等措施。

第一节　病毒分类

一、分类

　　目前,ICTV 将 SFTSV 归类于布尼亚病毒目(Bunyavirales)白蛉纤细病毒科班达病毒属,命名为大别班达病毒。该病毒科分类首次出现于 2016 年,ICTV 的 Bunyaviridae、Emaravirus 和 Tenuvirus 研究小组采用 DEmARC 分析/贝叶斯 MCMC 系统发育学分析方法(TaxoProp 2016.030a-vM)对布尼亚样病毒进行重新分类,2017 年 3 月 ICTV/IUMS 正式建立了布尼亚病毒目。而下属病毒科的名称源自原布尼亚病毒科白蛉病毒属(*Phlebovirus*)和无包膜的单股负链 RNA 植物病毒纤细病毒属(*Tenuivirus*)的词根组合而成(*Phlebovirus* + *Tenuivirus*→*Phenuiviridae*),中文翻译为白蛉纤细病毒科,或简称为白纤病毒科。该科包含 20 个病毒属。班达病毒属的命名根据该属首个分离病毒所在地印度班扎(Bhanja)和 SFTSV 首次发现时的命名大别山病毒(Dabie Mountain virus,DBMV)的融合(Bhanja virus + Dabie Mountain virus→*Bandavirus*)。班达病毒属中含有 8 个病毒种,SFTSV 分类名为大别班达病毒。

原布尼亚病毒采用综合的分类标准,纳入布尼亚病毒科的成员一般为有包膜球形颗粒,直径 80～120 nm;基因组为 3 个单股负链或双义 RNA 片段;病毒在胞浆内复制,多在高尔基复合体内装配成熟。属的划分主要基于是否存在血清学交叉反应、病毒结构蛋白的大小以及基因组的大小、基因表达策略和基因组末端保守的核苷酸序列等。种的划分主要依据病毒的分子生物学特征。原纤细病毒主要依据病毒的形态命名,病毒的名称源自拉丁语"tenuis",有纤细、瘦弱的意思。当前,ICTV 病毒分类标准主要是基于病毒基因组完整的编码区序列或完整的全基因组序列的生物信息学分析。

二、基因分型

一般认为,RNA 病毒具有较高的变异率,在自然界和实验室均可在宿主动物和感染细胞中检出病毒准种(quasi-species)的存在。当准种或不同种病毒同时存在于同一宿主中时,可导致重组或重配的发生,增强病毒适应性进化。在地方性流行区,SFTSV 在脊椎动物和蜱媒生物之间建立了自然传播圈,病毒可通过自然突变、重组和重配等方式而进化,形成病毒的多样性。人们对 SFTSV 基因分型的认识,随着发布的 SFTSV 基因组数据库的增加而不断完善。早期,SFTSV 被分为 3 或 5 个基因型,之后有研究者结合病毒流行地域进行了基因分型,随着不同地区发布的 SFTSV 毒株基因组序列的增加,这些分型的方法显现出不完整性和不确定性。近来,我国科学家通过采用最大似然法和贝叶斯推理法等应用最广泛的分类策略,分析了现有 SFTSV 基因组数据,保证基因型之间的进化距离大于基因型内部的进化距离,提出了 SFTSV 被分为 6 个基因型 A～F 的观点(图 1-1)。SFTSV 基因型别呈现地理区域性聚集的特征,我国河南、湖北和安徽省在内的大别山区以 A 基因型为主;我国浙江省、日本和韩国发布的基因组序列以 F 基因型占优势;山东和辽宁省则以 B 基因型为主;安徽和江苏省发布的序列则包含所有 6 个 SFTSV 基因型,显示流行毒株的遗传多样性,也提示 SFTSV 可能存在较远距离的跨区域传播,但具体传播方式尚不明确,推测候鸟迁徙、动物贸易或在病毒的传播过程中可能发挥了作用。虽有研究提示,SFTSV 基因型可能与致病力有关,但尚待进一步研究确证。

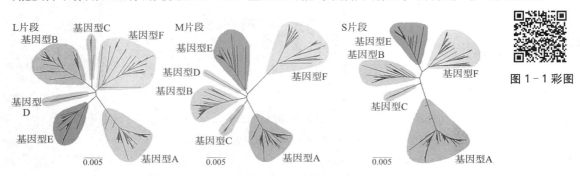

图 1-1 SFTSV 基因组 L、M 和 S 片段遗传进化分析图

一般认为,负链 RNA 病毒发生重组(recombination)的概率相对较低,但 SFTSV 基因组片段之间发生重组的情况并不少见。有研究发现自急性期患者标本中分离的病毒出现了 L 和 M 片段间发生重组的现象。也有研究发现所研究序列近乎 1/3 存在重组现象,包括源自牛、羊和蜱中病毒分离株。重配(reassortment)是基因组分节段病毒进化的常见方式,有研究发现 SFTSV 3 个基因组片段之间重配的概率约为 7.7%(23/297),略高于病毒 RVFV (5.8%,7/120),重配的方式并非随机的,基因型 A、B 和 E 间中发生重配的概率更高,B、A、B 方式重配的病毒检出最多,这可能与病毒基因型的地理分布特征有关。发生重配的病毒既有源自患者,也有源自蜱媒生物,提示重配的病毒形成区域性流行,但其溯源分析仍有待进一步深入。

第二节 形态结构与理化特征

一、形态结构

采用戊二醛固定病毒颗粒进行负染色,电镜检测可发现 SFTSV 呈球形或多型性(图 1-2),直径约为 80~120 nm,病毒颗粒表面为 5~7 nm 厚脂质双层包膜,糖蛋白一部分包埋于脂质双层膜内,部分向外突出,呈现为刺突状。刺突主要为 2 种病毒糖蛋白组成的异源二聚体。布尼亚病毒科不同属病毒糖蛋白构成表面形态学单位具有显著差异,冷冻蚀刻电镜观察,病毒颗粒内部,呈丝状或串珠状,可能为病毒核壳体(ribonucleocapsid)。X 线断层照片重构显示,病毒颗粒内部呈现平行的现状或棒状结构,可能为核糖核蛋白复合体(ribonucleoprotein,RNP),部分 RNP 与包膜非常接近,提示 RNP 与糖蛋白胞浆尾的相互作用。

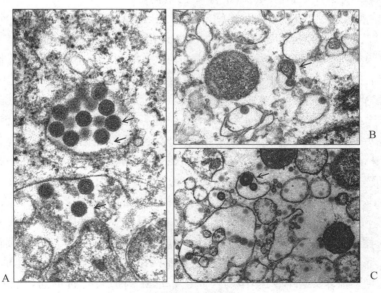

图 1-2 透射电镜观察 SFTSV 形态(×97 000)
图中箭头所示,病毒可呈球形(A)或呈多型性(B、C)

二、病原理化特征及抵抗力

生化和形态学研究显示,与SFTSV相近的乌库涅米病毒(uukuniemivirus,UUKV)总化学含量分别为2% RNA、58%蛋白质、33%脂肪和7%碳水化合物。病毒离子的沉降系数在400~500 s之间,蔗糖中的浮力密度为1.16~1.18 g/cm³,氯化铯(CsCl)为1.20~1.21 g/cm³。

SFTSV在4℃能保持相对稳定,一周内病毒滴度无明显下降,37℃保存时,感染性下降较快,对热敏感,60℃下30分钟可灭活病毒。对脂质溶剂或非离子去污剂敏感,可去除病毒包膜,导致病毒失去感染性。对强酸、碱、紫外线和常用含氯消毒剂等敏感,可灭活病毒。在pH3.0条件下,病毒活力有损害,但不能完全灭活病毒。

第三节 基因组结构特征与组织形式

一、基因组结构特征

病毒基因组为单股负链RNA,由3个片段组成,分别为大(L)、中(M)、小(S)片段,基因组片段3′和5′端含有相同的互补核苷酸序列,末端序列高度保守。基因组L和M片段5′端序列为5′- ACACAGAG - 3′,3′端序列为5′- CUUUGUGU - 3′,S片段5′端序列为5′- ACACAAAG - 3′,3′端序列为5′- CUUUGUGU - 3′。末端序列通过碱基配对可形成稳定的锅柄结构和非共价连接的闭合环状RNA。电镜下可在从病毒颗粒中提取的RNA中观察到3个大小不同的环状RNA。病毒核蛋白包含1个紧密的C-端核心结构域和1个介导核蛋白多聚化的N-端延伸手臂,形成六聚体环状结构,与基因组RNA结合,分别形成L、M和S核衣壳,通常认为这些核衣壳呈螺旋对称结构,但通过对裂谷热病毒(rift valley fever virus,RVFV)核衣壳的分析显示,核衣壳为绳状外形而不是螺旋对称结构。经非离子型去污剂处理病毒颗粒,提取核衣壳,在电镜下观察呈圆形结构,提示病毒基因组RNA在与蛋白质结合的情况下仍可实现碱基配对。为保证感染性,每个病毒颗粒至少应包装1个拷贝L、M和S核衣壳,但成熟的病毒颗粒内并不一定包装等摩尔比的核衣壳,研究证实病毒颗粒内可包装等摩尔比或非等摩尔比L、M和S RNA。病毒颗粒内不同量的核糖核蛋白可能与电镜下病毒颗粒大小有关。S片段采用双义编码策略,编码NSs的mRNA是基因组复制后从cRNA复制而来,因此病毒感染后,NSs蛋白出现的时间晚于N。如果病毒颗粒中包含cRNA,则病毒感染后,NSs蛋白可与N同时出现。

核衣壳中,除包含病毒RNA外,与之形态结构相近的部分白蛉病毒和番茄斑萎病毒还包装少量的互补的RNA(cRNA或反基因组),其中UUKV病毒中有S片段cRNA,但没有M片段cRNA,番茄斑萎病毒(tomato spotted wilt virus,TSWV)颗粒中则包含有M和S片段的cRNA,RVFV病毒颗粒内则包装了3个基因组片段的cRNA,并且至少有1个片段的cRNA在病毒复制早期阶段发挥作用。而正布尼亚病毒又有所不同,在昆虫细胞中制备的拉克罗斯病毒(la cross virus,LACV)颗粒内可检测到S片段cRNA,但经哺乳动物细胞制备的病毒颗粒则不能检出(图1-3)。

图 1-3 彩图

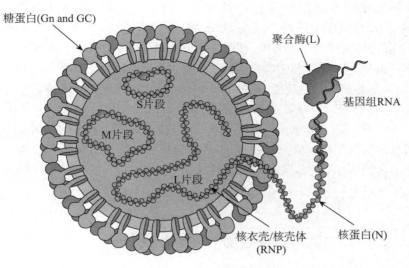

图 1-3　SFTSV 模拟图
（图片来自 ViralZone，SIB（Swiss Institute of Bioinformatics），https://viralzone.expasy.org/7101）

二、基因组编码策略

SFTSV 基因组由 3 个单链负义 RNA 片段组成。大片段（L）、中片段（M）和小片段（S）分别编码 RNA 依赖性 RNA 聚合酶（RdRp 或 L 蛋白）、糖蛋白（GPs）Gn 和 Gc，以及核衣壳蛋白（N）和非结构蛋白（NSs）。

基因组 S 片段全长有 1 744 个核苷酸（nucleotide，nt），采用双义编码策略，表达由一个非翻译区间隔开的 N 蛋白和 NSs 蛋白。NSs 开放阅读框编码在反义密码子的 S 片段中，与 RVFV 病毒和 UUKV 病毒类似，其 mRNA 是基因组复制后从 cRNA 复制而来，病毒感染后，NSs 蛋白出现的时间晚于 N 蛋白。如果病毒颗粒中包含 cRNA，则病毒感染后，NSs 蛋白可与 N 同时出现。NSs 开放阅读框的最后 36 个核苷酸 mRNA 翻译终止具有重要意义。N 蛋白是病毒重要的免疫原，可诱导较强的免疫反应，具有至少 4 个不同的抗原表位，可借此研发病毒感染血清学检测试剂。有研究发现，SFTSV 的 NSs 蛋白并非病毒复制所必需的元件，敲除 NSs 的重组 SFTSV 病毒突变体可在体外有效复制，其在病毒体内存活过程中发挥重要作用，通过抑制 Ⅰ 型和 Ⅲ 型干扰素介导的免疫应答，辅助病毒逃避宿主防御系统。NSs 蛋白与病毒的毒力有关，无 NSs 蛋白的重组 SFTSV 致病性有所降低。布尼亚维拉病毒（bunyanwera virus）、RVFV 的 NSs 蛋白发挥类似功能，非病毒复制所必需，但与体内病毒发病机制有关，或发挥干扰素拮抗剂的功能。

基因组 M 片段全长有 3 378 个 nt，cRNA 在一个 ORF 中编码 2 个糖蛋白（glycoprotein，GP）。糖蛋白的前体在内质网中被翻译，然后被细胞蛋白酶切割为 2 个蛋白，根据在多肽链中所处的氨基端或羧基端位置命名为 Gn 和 Gc。糖蛋白为病毒包膜蛋白，在病毒与细胞表面的附着、进入细胞，以及病毒膜与内质体膜的 pH 依赖性融合中发挥重要作用。除了番茄斑萎病毒利用双义编码策略产生 1 个编码 NSm（非结构蛋白）的亚基因组

mRNA 外，布尼亚病毒感染的细胞中都只有 1 个与 cRNA ORF 大小相当的 mRNA。RVFV 中发现 M 基因组编码的非结构 NSm 蛋白，但在 SFTSV 和 UUKV 中未发现 NSm 蛋白。NSm 可能与病毒的毒力有关，基因工程方法制备的缺少 NSm 的 RVFV 较带有 NSm 的重组病毒可诱导更广泛的细胞凋亡，重组表达 NSm 可显著抑制十字孢碱（staurosporin）诱导的 caspase 8 和 9 的切割功能，提示 NSm 具有抑制细胞凋亡的作用。

基因组 L 片段全长有 6 368 个 nt，采用负义编码策略，编码病毒 RNA 依赖的 RNA 聚合酶（RNA dependent RNA polymerase，RdRP），未发现 cRNA 或 vRNA 中还有其他的编码区。生物信息学结合实验室研究初步显示，其聚合酶活性位点可能位于 L 蛋白分子中部，与布尼亚病毒和负链 RNA 病毒类似；在 L 蛋白的 N 末端可能存在核酸内切酶活性位点，与沙粒病毒相关区域具有同源性。

第四节　病毒复制

一、进入细胞

SFTSV 进入细胞开始复制和其他有包膜病毒相似，首先是病毒包膜蛋白 Gn 和（或）Gc 与细胞表面受体相互作用。汉坦病毒和白蛉病毒 Gn 和 Gc 均有中和位点和血凝抑制位点，提示 Gn 和 Gc 可能直接涉及病毒与细胞表面受体相互作用，或 Gn 和 Gc 二聚体形成的空间结构是病毒与受体相互作用所必需的。大部分布尼亚病毒细胞表面受体目前尚不清楚。致病性和非致病性汉坦病毒分别通过 β3 和 β1 整合素进入内皮细胞，显示病毒与细胞结合和病毒致病有关。可能汉坦病毒与细胞表面整合素结合后，调节细胞-细胞之间的黏附，从而改变脉管系统通透性。此外，研究发现衰变加速因子（decay accelerating factor，DAF）/CDC55 可介导汉坦病毒和普玛拉病毒（PUUV）进入极化上皮细胞的顶端，gC1qR/p32 可结合汉坦病毒介导感染 A549 细胞。

SFTSV 进入宿主细胞被认为主要由 Gn 介导，非肌肉肌球蛋白重链 ⅡA 和 DC－SIGN 对 SFTSV 的细胞进入至关重要。晶体结构学研究显示 SFTSV 的 Gn 蛋白同型二聚体可能是由位于 Gn C 末端半胱氨酸残基介导形成的，在 SFTSV、RVFV 和 UUKV 中，Gn 蛋白羧基端茎区半胱氨酸残基是保守的，因此认为 Gn 的二聚化是一种常见结构。Gn 在形态上从病毒颗粒表面突出，被认为参与病毒受体结合过程。Gn 蛋白胞外结构域由结构域 Ⅰ、Ⅱ 和 Ⅲ 组成，其中针对结构域 Ⅲ 中 α6 螺旋结合的人单克隆抗体显示中和活性，证实其周围存在中和表位。Gc 被认为靠近病毒脂质双层。Gc 的基本结构与黄病毒和甲病毒相似，提示 Gc 负责膜融合。Gc 表面的几个组氨酸残基可能作为质子传感器，根据转运小泡中 pH 值变化，使 Gc 和 Gn 上的组氨酸残基质子化可引起 Gc 的动态构象改变，诱发膜融合。融合前、后 Gc 晶体结构显示，Gc 的胞外域由结构域 Ⅰ、Ⅱ 和 Ⅲ 组成。SFTSV Gc 可能通过结构域 Ⅱ 中的融合肽发生膜融合，其周围的氨基酸序列是保守的。

病毒与受体结合后不久，通过内吞作用进入细胞，内吞小泡内的酸性环境导致 Gn 和（或）Gc 结构发生改变，促使病毒包膜与细胞膜融合，将病毒基因组和多聚酶释放入胞浆。SFTSV 在感染细胞的细胞质中复制基因组，出芽到在高尔基复合体囊膜腔内完成装配，具体机制尚未阐明。

二、病毒复制

一般病毒基因组脱衣壳后，首先负链 vRNA 在 L 蛋白和病毒核衣壳作用下转录为 mRNA。结构蛋白 N 参与转录起始，主要是通过协助 RNA 基因组锅柄结构解除，结合 RNA 5′端，促进 3′端游离及与 RdRp 相互作用而实现。另外，N 在病毒复制过程中可充当 RNA 分子伴侣，瞬时和持续地解开 RNA，形成更稳定的结构而发挥重要作用。N 可能通过自身不同的结构域参与病毒基因组的复制和转录过程，具体机制尚不清楚。可能是复制与转录过程需要不同的细胞辅助因子参与，这些因子结合于 N 不同的结构域。RNA 合成的过程中只需要 N 和 L 蛋白，这些蛋白的分布应与 RNA 的合成位点一致。内罗病毒、汉坦病毒和布尼亚韦拉病毒(bunyamwela virus，BUNV)N 和(或)L 蛋白呈核周分布，提示布尼亚病毒 RNA 复制是一个膜相关的复制过程。RdRp 在病毒复制过程中具有多种酶活性，包括内切酶、转录酶、复制酶以及解旋酶等，多聚酶共有基序(Motif)，尤其是催化核心的基序，在布尼亚病毒 RdRp 中为保守序列。

病毒基因组复制、转录的模板不是裸 RNA，而是核衣壳形式。基因组 3′和 5′端非编码互补核苷酸包含 mRNA 和反基因组合成的信号，因此也成为基因组启动子。白蛉病毒 RVFV 和 UUKV 基因组 3′端前 13 或 10 个核苷酸具有充分启动 RNA 合成活性。通过 BUNV 的研究发现，3′和 5′端形成的锅柄样结构具有比序列更重要的作用，但末端保守序列也对启动子的强度和活性发挥明显作用。实际病毒复制过程中，除末端保守的互补序列外，也需要 3′和 5′端非编码区特定的序列，截短后也影响病毒的复制。因此完整的 3′和 5′端非编码区是病毒细胞内有效复制所必需的。布尼亚病毒需要夺取宿主细胞 mRNA"帽子结构"来起始 mRNA 合成，这个过程借助 L 蛋白内切酶活性切断细胞质内宿主 mRNA 完成。不同属病毒，有时属内不同种病毒，获取"戴帽"引物时 L 蛋白内切酶识别的核苷酸序列的倾向性不同。识别位点取决于"戴帽"引物与病毒基因组有限的碱基配对，这是布尼亚病毒起始转录的共同特点。从宿主细胞夺取的戴帽引物 3′端核苷酸序列与病毒基因组 5′端序列一致。一般认为，新的 mRNA 转录 2 或 3 个核苷酸后，病毒多聚酶可能沿着模板向后滑动，导致 5′端部分序列重排，然后再开始转录延伸。

病毒感染后，很快起始病毒多肽合成，S 的和 L 的 mRNAs 由游离的核糖体翻译，M 的 mRNAs 由膜结合核糖体翻译。N 蛋白是病毒颗粒和感染细胞内最丰富的病毒产物，在病毒复制中发挥重要作用，除了保护 RNA 不被降解外，还和 L、Gn、Gc 蛋白相互作用。N 蛋白寡聚化是与 RNA 相互作用的关键一步。布尼亚病毒 Gn 和 Gc 的氨基端具有一个信号序列，可能由宿主信号肽酶介导糖蛋白链翻译后切割，之后主要分布于高尔基体。SFTSV 的 M 蛋白信号肽存在于 Gn 中，Gn 在 Gc 胞内转运至高尔基体进行病毒粒子组装的过程中发挥重要作用。

三、病毒装配

SFTSV 的胞内装配过程研究尚较少，起始装配的首要条件就是 N 蛋白以及 Gn 蛋白和 Gc 蛋白必须转运至胞内的相同位置。一般认为，布尼亚病毒通过细胞分泌通路中转运，出芽到高尔基复合体膜结构完成病毒子颗粒的装配成熟，内质网高尔基中间区（ER-Golgi intermediate compartment，ERGIC)可能在病毒装配过程中发挥重要作用。有研究观察到SFTSV的GP、N和L蛋白在ERGIC聚集的现象，GP在内质网翻译后，经宿主细胞内分泌通路向高尔基复合体转运并逐步完成糖基化等修饰，N和L蛋白在胞浆内翻译，病毒基因组RNA复制后与N蛋白形成核衣壳，定位转运至内质网高尔基中间区，聚集并出芽进入分泌通路囊膜腔内，与GP相互作用，装配形成病毒颗粒并继续向高尔基体转运，逐步成熟出芽。N蛋白胞内转运机制尚不清楚，在Vero细胞中表达重组N蛋白可发现N蛋白胞内胞浆分布的特征，其定位不受共表达的GP和L蛋白影响，然而，HA标记的重组N蛋白在SFTSV感染的细胞中则被转运到内质网高尔基中间区，提示N蛋白胞内内质网高尔基中间区定位转运可能需要SFTSV感染诱导产生的细胞或病毒因子辅助。

四、病毒释放

病毒粒子在细胞分泌途径中囊泡类似物内运输到细胞表面，含有病毒的囊泡与细胞质膜融合，通过正常胞吐的方式使病毒从感染细胞中释放，可以在电子显微镜下观察囊泡内病毒颗粒通过胞吐形式释放的过程。在极化细胞中，病毒表现出不同的释放特征，RVFV释放未检测到明显极化现象，猪捷申病毒(porcine teschovirus，PTV)主要从基底外侧表面释放，而汉坦病毒黑港渠病毒(black creek canal virus，BCCV)从细胞顶端释放。病毒释放的方式可能与病毒自然感染期间病毒播散以及诱导产生的系统性疾病有关。SFTSV释放特征以及病毒的传染性和致病力尚有待于进一步研究。

（李建东　李德新　杜珊珊）

参考文献

[1] Yu XJ, Liang MF, Zhang SY, et al. Fever with thrombocytopenia associated with a novel bunyavirus in China [J]. N Engl J Med, 2011, 364: 1523-1532.

[2] Park S, Han M, Yun S, et al. Severe fever with thrombocytopenia syndrome virus, South Korea, 2013 [J]. Emerg Infect Dis, 2014, 20(11): 1880-1882.

[3] Kobayashi Y, Kato H, Yamagishi T, et al. Severe fever with thrombocytopenia syndrome, Japan, 2013-2017 [J]. Emerg Infect Dis, 2020, 26(4): 692-699.

[4] Tran X, Yun Y, Van An L, et al. Endemic severe fever with thrombocytopenia syndrome, Vietnam [J]. Emerg Infect Dis, 2019, 25(5): 1029-1031.

[5] Daengnoi C, Ongkittikul S, Watanawong R, et al. Severe fever with thrombocytopenia syndrome virus: The first case report in Thailand [J]. BKK Med J, 2020, 16(2): 204-206.

[6] Adams MJ, Lefkowitz EJ, King AM, et al. Changes to taxonomy and the international code of virus classification and nomenclature ratified by the international committee on taxonomy of viruses [J]. Arch. Virol, 2017, (162): 2505-2538.

[7] Simmonds P, Adams MJ, Benkö M, et al. Consensus statement: Virus taxonomy in the age of metagenomics [J]. Nat Rev Microbiol, 2017, 15(3): 161-168.

[8] He CQ, Ding NZ. Discovery of severe fever with thrombocytopenia syndrome bunyavirus strains originating from intragenic recombination [J]. J. Virol, 2012, (86): 12426-12430.

[9] Lam TT, Liu W, Bowden TA, et al. Evolutionary and molecular analysis of the emergent severe

fever with thrombocytopenia syndrome virus [J]. Epidemics, 2013,(5):1-10.

[10] Yoshikawa T, Shimojima M, Fukushi S, et al. Phylogenetic and geographic relationships of severe fever with thrombocytopenia syndrome virus in China, South Korea, and Japan [J]. J Infect Dis, 2015,(212):889-898.

[11] Li A, Liu L, Wu W, et al. Molecular evolution and genetic diversity analysis of SFTS virus based on next-generation sequencing [J]. Biosafety and Health, 2012,3(2):105-115.

[12] Chare ER, Gould EA, Holmes EC. Phylogenetic analysis reveals a low rate of homologous recombination in negative-sense RNA viruses [J]. J Gen Virol, 2003,(84):2691-2703.

[13] Shi J, Hu S, Liu X, et al. Migration, recombination, and reassortment are involved in the evolution of severe fever with thrombocytopenia syndrome bunyavirus [J]. Infect Genet Evol, 2017,(47):109-117.

[14] Lv Q, Zhang H, Tian L, et al. Novel sub-lineages, recombinants and reassortants of severe fever with thrombocytopenia syndrome virus [J]. Tick Tick-Borne Dis, 2017,(8):385-390.

[15] Elliot RM, Schmaljohn CS. Bunyaviridae [M]//Fields Virology. Philadelphia, PA: Lippincott Williams & Wilkins, 2013.

[16] Obijeski JF, Murphy FA. Bunyaviridae: Recent biochemical developments [J]. J Gen Virol, 1977,37:1-14.

[17] Bishop D, Shope R. Bunyaviridae [J]. Compr Virol, 1979,14:1-156.

[18] Hutchinson KL, Peters CJ, Nichol ST. Sin Nombre virus mRNA synthesis [J]. Virology, 1996,224(1):139-149.

[19] Talmon Y, Prasad BV, Clerx JP, et al. Electron microscopy of vitrified-hydrated La Crosse virus [J]. J Virol, 1987,61(7):2319-2321.

[20] Kormelink R, de Haan P, Peters D, et al. Viral RNA synthesis in tomato spotted wilt virus-infected Nicotiana rustica plants [J]. J Gen Virol, 1992,73(Pt 3):687-693.

[21] Simons JF, Hellman U, Pettersson RF. Uukuniemi virus S RNA segment: Ambisense coding strategy, packaging of complementary strands into virions, and homology to members of the genus Phlebovirus [J]. J Virol, 1990,64(1):247-255.

[22] Raju R, Kolakofsky D. The ends of La Crosse virus genome and antigenome RNAs within nucleocapsids are base paired [J]. J Virol, 1989,63(1):122-128.

[23] Inaba Y, Kurogi H, Omori T. Akabane disease: Epizootic abortion, premature birth, stillbirth and congenital arthrogryposis-hydranencephaly in cattle, sheep, and goats caused by Akabane virus [Letter][J]. Aust Vet J, 1975,51(12):584-585.

[24] Brennan B, Rezelj VV, Elliott RM. Mapping of transcription termination within the S segment of SFTS phlebovirus facilitated generation of NSs deletant viruses [J]. J Virol, 2017,91(16):e00743-17.

[25] Lee H, Kim EJ, Song JY, et al. Development and evaluation of a competitive enzyme-linked immunosorbent assay using a monoclonal antibody for diagnosis of severe fever with thrombocytopenia syndrome virus in bovine sera [J]. J Vet Sci, 2016,17(3):307-314.

[26] Yu L, Zhang L, Sun L, et al. Critical epitopes in the nucleocapsid protein of SFTS virus recognized by a panel of SFTS patients derived human monoclonal antibodies [J]. PLoS One, 2012,7(6):e38291.

[27] Rezelj VV, Li P, Chaudhary V, et al. Differential antagonism of human innate immune

responses by tick-borne Phlebovirus nonstructural proteins [J]. mSphere, 2017, 2 (3): e00234-17.

[28] Chen X, Ye H, Li S, et al. Severe fever with thrombocytopenia syndrome virus inhibits exogenous Type I IFN signaling pathway through its NSs in vitro [J]. PLoS One, 2017, 12(2): e0172744.

[29] Zhang S, Zheng B, Wang T, et al. NSs protein of severe fever with thrombocytopenia syndrome virus suppresses interferon production through different mechanism than Rift Valley fever virus [J]. Acta Virol, 2017, 61(3): 289-298.

[30] Chaudhary V, Zhang S, Yuen KS, et al. Suppression of type I and type III IFN signaling by NSs protein of severe fever with thrombocytopenia syndrome virus through inhibition of STAT1 phosphorylation and activation [J]. J Gen Virol, 2015, 96(11): 3204-3211.

[31] Vialat P, Billecocq A, Kohl A, et al. The S segment of Rift valley fever phlebovirus (Bunyaviridae) carries determinants for attenuation and virulence in mice [J]. J Virol, 2000, 74(3): 1538-1543.

[32] Bridgen A, Weber F, Fazakerley JK, et al. Bunyamwera bunyavirus nonstructural protein NSs is a nonessential gene product that contributes to viral pathogenesis [J]. Proc Natl Acad Sci USA, 2001, 98(2): 664-669.

[33] Billecocq A, Spiegel M, Vialat P, et al. NSs protein of Rift Valley fever virus blocks interferon production by inhibiting host gene transcription [J]. J Virol, 2004, 78(18): 9798-9806.

[34] Bouloy M, Janzen C, Vialat P, et al. Genetic evidence for an interferon-antagonistic function of Rift Valley fever virus nonstructural protein NSs [J]. J Virol, 2001, 75(3): 1371-1377.

[35] Terasaki K, Won S, Makino S. The C-terminal region of Rift Valley fever virus NSm protein targets the protein to the mitochondrial outer membrane and exerts antiapoptotic function [J]. J Virol, 2013, 87(1): 676-682.

[36] Palacios G, Savji N, Travassos RA, et al. Characterization of the Uukuniemi virus group (Phlebovirus: Bunyaviridae): Evidence for seven distinct species [J]. J Virol, 2013, 87(6): 3187-3195.

[37] Bruenn JA. A structural and primary sequence comparison of the viral RNA-dependent RNA polymerases [J]. Nucleic Acids Res, 2003, 31(7): 1821-1829.

[38] Gavrilovskaya IN, Brown EJ, Ginsberg MH, et al. Cellular entry of hantaviruses which cause hemorrhagic fever with renal syndrome is mediated by beta3 integrins [J]. J Virol, 1999, 73(5): 3951-3959.

[39] Gavrilovskaya IN, Peresleni T, Geimonen E, et al. Pathogenic hantaviruses selectively inhibit beta3 integrin directed endothelial cell migration [J]. Arch Virol, 2002, 147(10): 1913-1931.

[40] Hofmann H, Li X, Zhang X, et al. Severe fever with thrombocytopenia virus glycoproteins are targeted by neutralizing antibodies and can use DC-SIGN as a receptor for pH-dependent entry into human and animal cell lines [J]. J Virol, 2013, 87(8): 4384-4394.

[41] Sun Y, Qi Y, Liu C, et al. Nonmuscle myosin heavy chain IIA is a critical factor contributing to the efficiency of early infection of severe fever with thrombocytopenia syndrome virus [J]. J Virol, 2014, 88(1): 237-248.

[42] Wu Y, Zhu Y, Gao F, et al. Structures of phlebovirus glycoprotein Gn and identification of a neutralizing antibody epitope [J]. Proc Natl Acad Sci USA, 2017, 114(36): E7564-E7573.

[43] Halldorsson S, Behrens AJ, Harlos K, et al. Structure of a phleboviral envelope glycoprotein reveals a consolidated model of membrane fusion [J]. Proc Natl Acad Sci USA, 2016, 113(26): 7154 – 7159.

[44] Novoa RR, Calderita G, Cabezas P, et al. Key Golgi factors for structural and functional maturation of bunyamwera virus [J]. J Virol, 2005, 79(17): 10852 – 10863.

[45] Salanueva IJ, Novoa RR, Cabezas P, et al. Polymorphism and structural maturation of bunyamwera virus in Golgi and post-Golgi compartments [J]. J Virol, 2003, 77(2): 1368 – 1381.

[46] Flick R, Elgh F, Pettersson RF. Mutational analysis of the Uukuniemi virus (Bunyaviridae family) promoter reveals two elements of functional importance [J]. J Virol, 2002, 76(21): 10849 – 10860.

[47] Prehaud C, Lopez N, Blok MJ, et al. Analysis of the 3′ terminal sequence recognized by the Rift Valley fever virus transcription complex in its ambisense S segment [J]. Virology, 1997, 227(1): 189 – 197.

[48] Patterson JL, Holloway B, Kolakofsky D. La Crosse virions contain a primer-stimulated RNA polymerase and a methylated cap-dependent endonuclease [J]. J Virol, 1984, 52(1): 215 – 222.

[49] Plegge T, Hofmann-Winkler H, Spiegel M, et al. Evidence that processing of the severe fever with thrombocytopenia syndrome virus Gn/Gc polyprotein is critical for viral infectivity and requires an internal Gc signal peptide [J]. PLoS One, 2016, 11(11): e0166013.

[50] Jantti J, Hilden P, Ronka H, et al. Immunocytochemical analysis of Uukuniemi virus budding compartments: Role of the intermediate compartment and the Golgi stack in virus maturation [J]. J Virol, 1997, 71(2): 1162 – 1172.

[51] Carnec X, Ermonval M, Kreher F, et al. Role of the cytosolic tails of Rift Valley fever virus envelope glycoproteins in viral morphogenesis [J]. Virology, 2014, 448: 1 – 14.

[52] Lundu T, Tsuda Y, Yoshimatsu K, et al. Targeting of severe fever with thrombocytopenia syndrome virus structural proteins to the ERGIC (ER Golgi intermediate compartment) and Golgi [J]. Biomed Res, 2018, 39(1): 27 – 38.

[53] Chen S, Matsuoka Y, Compans R. Assembly and polarized release of Punta Toro virus and effects of Brefeldin A [J]. J Virol, 1991, 65(3): 1427 – 1439.

[54] Gerrard SR, Rollin PE, Nichol ST. Bidirectional infection and release of Rift Valley fever virus in polarized epithelial cells [J]. Virology, 2002, 301(2): 226 – 235.

[55] Ravkov EV, Nichol ST, Compans RW. Polarized entry and release in epithelial cells of Black Creek Canal [J]. J Virol, 1997, 71(2): 1147 – 1154.

第二章

发病机制

目前为止,现代医学对 SFTS 的发病机制仍未完全阐明。体外试验研究表明病毒感染后可能引起暂时性免疫抑制,这可能是该病病毒血症期持续时间较长的原因之一。同时也有研究表明 SFTS 患者体内干扰素 α(interferon-α,IFN-α)、肿瘤坏死因子 α(tumor necrosis factor-α,TNF-α)、粒细胞集落刺激因子(granulocyte colony-stimulating factor,G-CSF)、干扰素 γ(interferon-γ,IFN-γ)、巨噬细胞炎症蛋白 1α(macrophage inflammatory protein 1 alpha,MIP-1α)、白介素 6(interleukin-6,IL-6)、白介素 10(interleukin-10,IL-10)、干扰素诱导蛋白 10(interferon induced protein-10,IP-10)、单核细胞趋化蛋白(monocyte chemoattractant protein-1,MCP-1)含量明显增加;与轻症患者相比,重症患者 IFN-α、IFN-γ、G-CSF、MIP-1α、IL-6 和 IP-10 的含量明显升高,提示炎症因子风暴在 SFTS 发病过程中的存在,可能是导致多器官损伤的重要原因之一。

SFTSV 可侵及多个组织器官,一例 SFTS 患者的尸体病理学检查发现在脾、淋巴结、心、肺、肾、胃、肠道、胰腺、肾上腺、甲状腺、膀胱、气管、食管、胆囊、睾丸内均可发现 SFTSV 核酸,而核蛋白在淋巴结和脾脏最多。包括 SFTSV 在内,自然界中存在广泛的可导致病毒性出血热的病原体,其与宿主细胞结合和致病过程有相似之处。汉坦病毒对毛细血管内皮细胞及免疫系统细胞有较强嗜性和侵袭力,汉坦病毒进入人体后随血液到达全身,通过位于血小板、内皮细胞和巨噬细胞表面的 β3 整合素介导进入血管内皮细胞内以及骨髓、肝、脾、肺、肾和淋巴结等组织,进一步增殖后再释放入血引起病毒血症。一方面病毒能直接破坏细胞功能和结构,另一方面病毒感染人体诱发免疫应答和各种细胞因子的释放,导致机体组织损伤。汉坦病毒对人体呈泛嗜性感染,因而能引起多器官损害。克里米亚-刚果出血热病毒发病机制有两种理论:一种是病毒与内皮细胞直接相互作用,另一种是通过免疫细胞与随后释放的可溶性介质间接相互作用。内皮细胞在感染后通过可溶性分子和促炎细胞因子的上调而被激活,毛细血管脆变是克里米亚-刚果出血热病毒常见的病变特征。研究表明,克里米亚-刚果出血热病毒还可以破坏先天性免疫系统,延迟适应性免疫应答。

包括克里米亚-刚果出血热病毒和埃博拉病毒在内的大部分出血热病毒,病原体可直接作用于器官实质细胞(例如肝细胞和内皮细胞)并累及单核巨噬细胞系统(单核细胞、巨噬细胞和树突状细胞)。与其他出血热病毒不同的是,SFTSV 表现出独特的嗜 B 细胞倾向,SFTS 患者各器官和机体的病理改变可能主要由于病毒介导的免疫系统功能失衡和免疫炎症相关,而非直接由病毒作用于器官实质细胞。高龄 SFTS 患者更容易发生不良结局,可能正是与其免疫系统无法有效抵抗病毒的侵袭相关。

第一节　病毒感染和免疫机制

一、病毒感染机制

野生及普通实验动物大部分对 SFTSV 不易感,即使在自然界中或实验室条件下成功感染,也通常不引起或只引起较为温和的病理反应,这对 SFTS 发病机制的相关研究造成了困难和挑战。既往研究成功构建了可被 SFTSV 感染并致病的免疫缺陷小鼠模型,可较为有效地模拟 SFTSV 感染人体的过程,为相关发病机制的研究提供了帮助。基于对其他出血热病毒致病机制的参考,通过对 SFTS 患者的实验室指标检测和体外病毒性试验,SFTSV 的感染和机体免疫机制得到了一定程度的解释和阐明。

(一) 病毒进入靶细胞机制

目前 SFTSV 的致病机制尚不完全明确。病毒与宿主细胞表面分子结合是其感染细胞的首要环节,布尼亚病毒科病毒进入细胞主要通过受体介导的内吞作用和 pH 依赖的膜融合过程实现。近些年的研究表明,与裂谷热病毒和哈特兰病毒类似,SFTSV 包膜糖蛋白 Gn/Gc 是介导病毒进入细胞的重要蛋白成分,这两种糖蛋白都有多个 N 连接的聚糖,可能参与病毒附着和组织趋向性。

研究表明,浆细胞和巨噬细胞是 SFTSV 感染的主要靶细胞。SFTSV 感染的浆细胞和巨噬细胞导致的免疫系统失调,可引起严重的病理学变化,可能是导致重症患者预后不良的关键因素。

树突状细胞特异性细胞间黏附分子 3-抓取非整合素(dendritic cell-specific intercellular adhesion molecule 3-grabbing non-integrin,DC-SIGN)是 SFTSV Gn/Gc 进入宿主细胞的受体之一,2016 年 Tani 等应用表达 SFTSV Gn/Gc 的假病毒进行研究,结果显示,不仅 DC-SIGN,DC-SIGNR(DC-SIGN 相关同源物)及 LSECtin(肝脏和淋巴结窦内皮细胞 C 型凝集素)也参与 SFTSV 进入细胞的过程。

SFTSV 病毒颗粒是通过糖蛋白与非肌肉肌球蛋白重链ⅡA(nonmuscle myosin heavy chain ⅡA,NMMHC-ⅡA)相互作用而附着在细胞膜上的。DC-SIGN 通过网格蛋白依赖的内吞途径进一步内化。NMMHC-ⅡA 是一种肌动蛋白结合的马达蛋白,通常参与细胞迁移、黏附、极化、形态形成,甚至作为病毒的受体发挥作用。研究表明,NMMHC-ⅡA 在 SFTSV 感染中起重要作用,并能与 SFTSV 包膜糖蛋白 Gn 结合。病毒颗粒进入宿主细胞后,低 pH 引发晚期核内体 Gc 糖蛋白的膜融合活性,并释放病毒核糖核蛋白复合物到细胞质中。

(二) 感染诱导的细胞变化与病毒复制

SFTSV 感染后可诱导宿主细胞产生不同的反应,内质网应激触发的未折叠蛋白反应(unfolded-protein response,UPR)在 SFTSV 感染中起重要作用,SFTSV 感染在内质网中激活未折叠蛋白的 3 个主要分支,包括 PKR 样内质网激酶(PERK),激活转录因子-6(activating transcription factor-6,ATF6)和人需肌醇酶 1(IRE1)/X-框结合蛋白 1(XBP1)

途径。其中，ATF6和PERK通路促进糖蛋白的正确折叠，从而有利于SFTSV的复制。

研究结果表明，脾脏是SFTSV的主要靶器官，巨噬细胞是SFTSV感染的主要靶细胞。SFTSV可直接感染巨噬细胞，并可长期潜伏在脾巨噬细胞内。巨噬细胞可以识别和吞噬SFTSV黏附的血小板，这会导致感染SFTSV小鼠的血小板减少。巨噬细胞有两种表型，M1-巨噬细胞和M2-巨噬细胞。M1-巨噬细胞的特征是促炎和破坏组织，而M2-巨噬细胞则相反。M2-巨噬细胞增加吞噬活性，但抑制促炎细胞因子的产生并降低对病原体的杀伤力。微小RNA（MicroRNAs或miRNA）在病毒感染的免疫应答中发挥着重要作用。已有几个miRNAs被证明参与巨噬细胞极化的调节。通过对SFTSV感染的研究发现，SFTSV感染显著上调了巨噬细胞miR-146a和miR-146b的表达，并促进巨噬细胞分化为M2表型，从而促进了SFTSV的复制。

（三）宿主免疫反应与病毒复制

SFTSV可增强针对STAT1的IFN-γ的表达，并在感染早期驱动巨噬细胞向M1表型转变。当SFTSV开始复制时，宿主免疫反应将刺激白细胞介素-10（IL-10）的表达。研究表明，NSs靶向肿瘤进展位点2（tumour progression locus 2，TPL2）-A20结合的NF-κB激活抑制因子2（ABIN2）-p105复合物来诱导IL-10的表达。IL-10可激活STAT3，驱动STAT3与前miR-146b基因启动子结合，启动其转录。根据已报道的数据，IL-10和NSs都有助于miR-146b的表达，miR-146b可以驱动巨噬细胞向M2表型转变，并通过作用于STAT1来抑制M1巨噬细胞的极化。

临床研究表明，SFTSV感染后细胞因子表达水平的变化存在争议。干扰素（interferon，IFN）是一种分泌的细胞因子，通过触发Janus激酶（JAK）信号转导和转录激活因子（STAT）信号转导，在先天免疫和获得性免疫中发挥各种作用。细胞模式识别受体（pattern recognition receptors，PRRs）在启动宿主先天免疫反应中起着重要作用。作为一种模式识别受体，维甲酸诱导基因-1（RIG-Ⅰ）可以激活Ⅰ型IFN反应，而SFTSV可以靶向RIG-Ⅰ或其他RIG-Ⅰ样受体以避免这种宿主的先天免疫。研究表明，SFTSV的NSs可以特异性地将TRIM25捕获到病毒包涵体中，并抑制TRIM25介导的RIG-Ⅰ-lys63连接的泛素化/激活，从而阻断下游信号通路的激活，抑制IFN-β的产生。在SFTSV感染的背景下，Ⅰ型IFN反应是由模式识别受体识别病毒感染启动的，招募和激活关键激酶，如TBK1/IKKε。这些激酶激活转录因子、IFN调节因子3（IRF3），导致IFN的诱导。分泌的IFN与细胞表面的受体（IFNARs）结合，启动JAK-STAT信号并增加抗病毒IFN刺激基因（ISGs）的表达。同时，NSs可以与STAT2相互作用，将STAT2和STAT1隔离到IBs中，阻断STAT2的磷酸化和核转位。IFN诱导途径中的TBK1/IKKε和IFN信号通路中的STAT2/STAT1都被SFTSV隔离在病毒IBs中，导致IFN应答的全面中断。最近的一项研究发现，SFTSV NSs可以靶向TRIM21来微调p62-Keap1-Nrf2通路，从而激活CD36的表达，从而增加吞噬和脂质摄取，提示CD36的表达可能影响IBs的形成和病毒复制。另一项研究的数据显示，SFTSV NSs优先抑制IRF3，但不抑制NF-κB活性，并抑制Ⅲ型IFN信号转导。此外，它还能抑制IFN-β诱导的S727中STAT1的表达和磷酸化。在表达NSs的细胞中，STAT1和STAT2对ISG启动子中IFN刺激的反应元件（IFN-stimulated response elements，ISREs）的募集减少。

在SFTSV感染的背景下，IFN-γ的表达上调。基于细胞的检测结果表明，IFN-γ抑制了 SFTSV 的感染，而 SFTSV 对 IFN-γ 的治疗具有一定的抵抗力。抑制 SFTSV 感染中的 NF-κB 途径可能有助于其限制性的宿主抗病毒反应，包括 IFN 诱导和促凋亡的 FasL 表达不变，这可能延长宿主细胞的存活并有利于病毒的复制（图 2-1）。

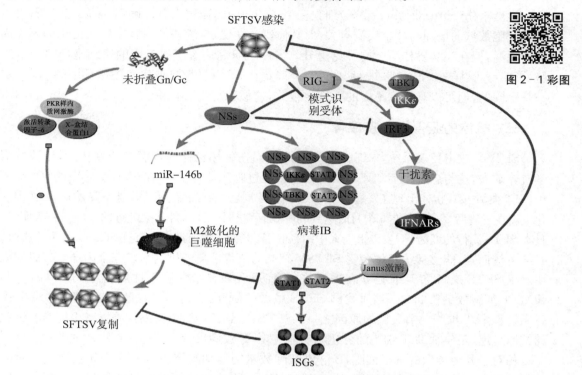

图 2-1　SFTSV 发病机制和宿主对 SFTSV 感染的抗病毒反应示意图

二、机体的固有免疫应答

体外和体内分析阐明了 SFTSV 感染引起的固有免疫应答。在 IFN 受体敲除小鼠体内，SFTSV 可引起严重的病理变化，此结果表明 IFN 可能对抗 SFTSV 感染至关重要。在黄金叙利亚仓鼠模型的研究实验中，STAT2 敲除仓鼠对 SFTSV 感染高度敏感，而野生型仓鼠不敏感，进一步强调了 IFN 信号在预防 SFTSV 中的重要性。体外研究发现，SFTSV 可以通过病毒隔离 IFN 通路的成分（TBK1、IKKε、IRF3、STAT1 和 STAT2）进入包涵体的机制来拮抗 I 型 IFN 信号。

在我国对 SFTS 患者进行了几项队列和病例对照研究，结果表明机体感染 SFTSV 会导致细胞因子信号的增加，这与更高的病毒载量和恶化的疾病结局相关。在轻度和重度 SFTS 患者之间，免疫信号具有显著的差异，重症患者血清 TNF-α、IFN-γ、IP-10、IL-10、IL-6、MIP-1α、IL-8、IL-15、颗粒酶 B、HSP70、G-CSF、IL-1-RA、MCP-1 水平明显高于轻症患者，进一步说明严重疾病与"细胞因子风暴"和促炎分子的增加有关。然而，有研究发现，在部分 SFTSV 感染者中，一些细胞因子/趋化因子明显下调，如 tPAI-1、GRO、PDGF-BB 和 RANTES。还有研究发现到 IFN-β 显著降低，这与疾病严重程度呈负相关，但没有发现 IFN-α、IFN-γ 或 IFN-λ 有类似的相关性。同一项研究发现，随着时间的推移，病情恶化患者的IL-1β水平下降，对于不同疾病严重程度患者外周血单核细胞中宿主mRNAs的表达，发现TLR3、IRF3和IRF7的表达与疾病严重程度呈负相关，其中TLR3在病情严重的患者中下调幅度最大。

自然杀伤（natural killer，NK）细胞在疾病转归中的作用仍有待确定，有研究发现，自然杀伤细胞数量的增加与严重疾病有关，而其他研究发现，自然杀伤细胞在症状出现的第1周就会耗尽，但在疾病发作后2周开始上升。另一项研究调查了患者中的浆细胞样树突状细胞（pDC）和髓样树突状细胞（mDC）群体，并确定在SFTSV感染的患者中循环中的pDCs水平是不同的，但可以观察到不同的mDCs模式，这似乎与预后有关。

三、机体的获得性免疫应答

SFTSV攻击免疫系统，B细胞和T细胞的损伤破坏机体的抗病毒免疫功能，导致血清学抗体缺失，这与患者重症和死亡结局相关。通过临床研究发现，在SFTSV感染的自然病程中，患者血清IgM抗体出现在发病后4~21天，在4周后达到高峰，随后显著下降，而IgG血清转化发生在发病后2~9周，在6个月时达到高峰，随后减弱。日本科学家进行的一项研究表明，在日本SFTS流行的地区，50岁以上老人中约有低于1%的人群血清中含有抗SFTSV的IgG抗体。

总体而言，能够保护机体免受SFTSV感染的获得性免疫机制尚未完全确定。有研究表明严重SFTS疾病与T细胞群衰竭有关，重症患者在整个疾病急性期的$CD3^+$、$CD4^+$和$CD8^+$T细胞数量较低。一项对我国SFTS患者的研究报告称，精氨酸缺乏可能是SFTSV感染过程中T细胞调节失调的原因之一。SFTSV感染早期，单核细胞凋亡减少树突状细胞的抗原呈递，阻碍辅助T细胞的分化和功能实现，导致病毒特异性体液免疫的失败。

相对于其他类型的淋巴细胞，B淋巴细胞数量的增加与严重的疾病和死亡有关。对一种相关的布尼亚病毒属中的裂谷热病毒的研究表明，中和抗体具有保护作用。一项对我国SFTS患者的研究表明，N特异性IgM抗体与病毒载量较低和病情较轻有关，还有研究发现，SFTS患者产生的中和抗体水平较低，中和抗体水平随时间逐渐减弱，但一些患者在感染后至少4年内仍保留中和抗体。

第二节 病理生理

患者通常在被携带SFTSV的蜱虫叮咬后的5~8天内，开始发病，发病后的数天至几周的病程内，病毒的入侵和繁殖会使被感染者经历细胞、器官、系统和全身层面的改变，包括老年人在内的自身免疫功能较差的人群可能难以抵抗病毒导致的病变，最后经历多器官功能障碍及全身广泛的出血而死亡。一些免疫学、血清学和临床特征等研究表明，全身炎症反应、不受控制的高病毒载量和适应性免疫缺陷严重推动了致命疾病的进展。

一、血小板减少

正如本病的命名，血小板减少不仅是SFTS中最明显的临床特征，也是临床转归的关键危险因素。但关于SFTS中血小板减少的确切机制还完全不明。在感染性疾病中有多种因素可能导致血小板减少，包括上游巨核细胞的生成障碍，因血小板激活增加而导致的细胞间相互作用增强,血小板自身抗体诱导的血小板的凋亡和寿命缩短,均会导致循环中血小板的绝对数量的下降。中国疾病预防控制中心的李德新团队通过对 C57/BL6 小鼠模型的研究提出,SFTSV 能够结合到活化的血小板上,促进血小板被吞噬细胞吞噬,并转运至脾脏清除,这是最早提出的血小板减少的解释。由于 SFTSV 感染后,人体内功能正常的血小板绝对数量减少,导致了诸如牙龈出血、消化道出血以及紫癜等症状的出现。

二、细胞因子风暴

细胞因子风暴是 SFTS 患者的主要病理生理特征之一,细胞因子风暴介导的免疫炎症反应也是导致 SFTS 高病死率的原因之一。细胞因子介导的炎症反应以细胞因子和趋化因子的失衡为特征,在 SFTSV 感染和致病过程中发挥重要作用。IL-6、IL-10 和 IFN 等细胞因子水平在病程早期就显著升高。由血小板减少和细胞因子风暴引起的噬血细胞作用和凝血障碍可能导致了 SFTS 患者的多器官功能衰竭。

三、淋巴组织及其他器官病变

来自中国、日本和韩国的学者,都进行了一定数量的 SFTS 死亡患者的解剖学和病理学观察(技术手段包括形态学观察、免疫组化、免疫荧光),这为探明 SFTSV 导致的各个器官和系统的病理变化和致病过程提供了莫大的帮助。通过对死亡患者尸检,发现了局部淋巴结肿大或者器官坏死性病变。

免疫组化结果表明,在淋巴结、脾脏、肝脏以及肾上腺等淋巴组织丰富的器官均可观察到 SFTSV 抗原的表达。SFTSV 抗原在脾脏中分布最广,含量最丰富,尤其是在白髓中。同时,肺和心脏组织切片中的 SFTSV 抗原呈阳性染色(正常人体组织的对照样本呈阴性),尽管其丰度要低得多。肾脏切片也显示了肾小球中表达的病毒抗原。结果表明,SFTSV 存在于多个器官中,脾脏中的病毒载量最高,肾脏中的病毒载量适中,肺和心脏中的病毒载量最少。此外,微观层面上,SFTSV 抗原主要表现为细胞质模式。免疫荧光结果表明,SFTSV 在巨噬细胞和免疫表型与浆细胞相似的成熟 B 细胞中积极复制,进一步验证了 SFTSV 独特的嗜 B 细胞倾向。

HE 病理染色切片显示,脾脏充血和局部出血,还观察到脾脏的缺血性病变。显微镜下可见肾小管扩张,肾小管上皮细胞肿胀。心肌细胞显示结构紊乱,空泡变性,脂褐素分散。肝组织学改变也可以发现门区扩大,肝窦充血,嗜酸性变性。包括肾和肺在内的多个器官中可以观察到少量毛细血管扩张。在部分患者中,可以观察到持续的皮下出血性病变。部分患者肺部发生出血性和水肿性病变,渗出液包括红细胞和透明膜。一些 SFTS 患者消化道出现溃疡性病变,溃疡性病变的出现可能与消化道出血相关。大多数患者门静脉束周围有炎性细胞、淋巴细胞和巨噬细胞浸润,可能导致了随后发生的坏死性病变。

第三节 发病相关病毒因素

一、病毒蛋白与发病

SFTSV 基因组的 L 片段基因编码 RNA 依赖的 RNA 聚合酶(RdRp),也称之为 L 蛋白;M片段基因编码糖蛋白Gn和Gc;S片段基因编码核衣壳蛋白(N蛋白)以及非结构蛋白(NS蛋白)。在SFTSV与受体细胞结合及随后的SFTS发生发展的过程中,这些蛋白分别通过改变体细胞生存微环境、导致细胞损伤或介导免疫炎症反应等方式导致病理变化。

对于SFTSV,Gn对应于M基因表达的多聚蛋白中的第1~562位残基,Gc对应于第563~1170位残基。Gn有3个亚结构域(Ⅰ、Ⅱ和Ⅲ),在亚结构域Ⅰ的残基33位和63位处有N连接聚糖,是免疫中和抗体的靶点;Gc是一种Ⅱ型融合蛋白,在SFTSV与宿主膜融合后,经历pH依赖性构象重排,从游离病毒粒子中的融合前二聚体形式到融合后三聚体。死亡患者的血清学特征表明,由于B细胞受到病毒特异性攻击,导致缺乏针对病毒核衣壳和糖蛋白的特异性IgG抗体,从而引起严重后果。依据以上特性,Gn/Gc蛋白可作为SFTS疫苗的作用位点。

N蛋白是主要的SFTSV抗原,人体产生的抗体主要结合N蛋白。病毒进化或突变后导致的N蛋白抗原表位变化,会直接导致人体固有免疫和获得性免疫的效果变化。SFTSV的糖蛋白是该病毒的包膜蛋白。病毒通过糖蛋白与细胞受体结合、与细胞膜融合并进入细胞。糖蛋白在病毒与体细胞结合这一过程中起到关键作用,它是介导SFTS病理反应发生的主要蛋白质。RdRp主要在病毒基因组的复制及修复过程中起到相应的作用。突变的L片段基因可能会导致病毒复制能力的变化,在宏观上影响疾病的严重程度。NS蛋白不影响病毒的复制能力,但与机体免疫反应相关。NS蛋白是IFN的结合表位,也可以通过抑制IFN的合成介导免疫逃逸。SFTSV的NSs将STAT2和STAT1隔离到病毒包涵体内,并且损害IFN诱导的STAT2磷酸化和两种STAT的核易位,也可导致IFN通路信号传导和IFN刺激基因ISG的表达受到抑制。将骨髓源性细胞的变化作为重点关注对象的原因除了其和精氨酸代谢的密切关系外,还因为大量已证明与SFTS临床状况密切相关并发生显著上调的细胞因子都是诱导骨髓源性细胞扩增和激活的关键因素,如IL-6、血管内皮生长因子、粒细胞集落刺激因子、IL-10等。

二、病毒受体与发病

树突状细胞特异性的细胞间黏附分子3-结合非整合素(dendritic cell specific intercellular adhesion molecular-3 grabbing non integrin,DC-SIGN),一种C型凝集素,是宿主细胞的受体。研究发现,不仅DC-SIGN参与了SFTSV的进入,DC-SIGNR、LSECtin等C型凝集素也参与了SFTSV的进入。

非肌肉肌球蛋白Ⅱ是一种细胞表面蛋白,广泛表达于各种组织中。Sun等研究证实,非肌肉肌球蛋白ⅡA在SFTSV进入细胞中也是一个关键因素,由于其在血小板及内皮细胞功能上的重要性,它可能是SFTS发病机制的重要因素。

IFN诱导跨膜蛋白(IFITM)是一类抗病毒细胞防御分子,其在人体组织细胞中普遍表达,主要定位于质膜、内体及溶酶体中,这些部位是病毒侵入细胞的主要靶点。IFN诱导跨膜蛋白通过抑制病毒与宿主细胞间的膜融合,从而限制多种病毒侵染。万佳等研究IFN诱导跨膜蛋白对SFTSV的影响,结果显示,IFN诱导跨膜蛋白1、IFN诱导跨膜蛋白2和IFN诱导跨膜蛋白3对SFTSV在细胞内的感染均有明显的抑制作用,且作用大小没有显著差别。

第四节 其他相关机制

一、SFTSV 对内皮细胞的侵犯

研究表明,SFTSV 可在内皮细胞中感染复制,内皮细胞在其他病毒性出血热感染过程中也起到关键作用。研究人员推测血管内皮细胞可能是 SFTSV 侵犯的靶细胞之一,并且可能因内皮细胞受损而引起相关的临床症状。在回顾性研究中,研究发现内皮细胞损伤在 SFTS 发病中具有重要作用。血浆渗漏明显,具体表现为血管腔内的体液外渗和血清白蛋白水平下降。此外,大量出血的并发症,可能也与内皮细胞损伤相关。关于血清黏附因子的病例对照研究中,同时检测了多种内皮细胞功能相关的细胞因子,以探讨在 SFTSV 感染中是否发生内皮细胞激活和功能障碍,并识别反映内皮功能障碍的生物标志物。研究发现,相对于健康对照,在 SFTS 患者中多种黏附因子在感染期间发生明显上调。而通过对轻重症病例的多因素分析发现,ICAM-1 和 SAA-1 分子在轻重症病例间存在显著差异,并可作为预测不良预后的生物标志物。血管内皮功能障碍在血管类疾病发病机制中的作用在过去的 30 年里得到了广泛的认识,也越来越多地与感染性疾病相关联,尤其是败血症和病毒性出血热。

二、钙离子浓度对 SFTSV 进入细胞和复制的影响

军事科学院军事医学研究院刘玮研究员研究团队发现,钙离子浓度变化通过调节钙依赖性细胞蛋白的功能,可参与 SFTSV 内吞和细胞膜融合等多种过程;与此同时,SFTSV 感染诱导钙离子内流后,细胞内钙离子水平的增加对 SFTSV 复制起着关键作用。

进一步的研究表明,钙通道阻滞剂盐酸贝尼地平可在体外抑制 SFTSV 复制。盐酸贝尼地平通过阻止病毒进入靶细胞和复制从而抑制病毒感染。进一步的实验表明,包括硝苯地平在内的很多钙通道阻滞剂都可以抑制 SFTSV 感染。通过对 2087 名 SFTS 患者进行回顾性临床调查,发现服用硝苯地平可以增强病毒清除,改善临床恢复,并显著降低 SFTS 病死率。

三、不同温度下的病毒复制能力和适应性差异

由观察到一例无发热症状的特殊 SFTS 病例引起,研究者试图分析该患者病毒株和其他普通的病毒株之间的基因和表型差异,重点观察不同温度下的病毒复制能力和适应性差异。研究发现,不同基因型的 SFTSV 毒株有不同的温度敏感性。结果表明,与 37℃ 培养条件相比,未发热患者体内分离的毒株在 39℃ 培养条件下,复制能力明显受限。而普通 SFTSV 相关基因突变后,也可表现出类似的对高温不耐受的特征。

(范君言 刘吉洛 曹广文)

参考文献

[1] Ning Y J, Feng K, Min Y Q, et al. Disruption of type I interferon signaling by the nonstructural

protein of severe fever with thrombocytopenia syndrome virus via the hijacking of STAT2 and STAT1 into inclusion bodies [J]. J Virol, 2015, 89(8): 4227-4236.

[2] Chen X, Ye H, Li S, et al. Severe fever with thrombocytopenia syndrome virus inhibits exogenous Type I IFN signaling pathway through its NSs invitro [J]. PLoS One, 2017, 12(2): e0172744.

[3] Sun L, Hu Y, Niyonsaba A, et al. Detection and evaluation of immunofunction of patients with severe fever with thrombocytopenia syndrome [J]. Clin Exp Med, 2014, 14(4): 389-395.

[4] Liu M M, Lei X Y, Yu H, et al. Correlation of cytokine level with the severity of severe fever with thrombocytopenia syndrome [J]. Virol J, 2017, 14(1): 6.

[5] Hiraki T, Yoshimitsu M, Suzuki T, et al. Two autopsy cases of severe fever with thrombocytopenia syndrome (SFTS) in Japan: A pathognomonic histological feature and unique complication of SFTS [J]. Pathol Int, 2014, 64(11): 569-575.

[6] Romero M G, Anjum F. Hemorrhagic Fever Renal Syndrome [M]. Treasure Island (FL): StatPearls Publishing, 2021.

[7] Akinci E, Bodur H, Leblebicioglu H. Pathogenesis of Crimean-Congo hemorrhagic fever [J]. Vector Borne Zoonotic Dis, 2013, 13(7): 429-437.

[8] Hofmann H, Li X, Zhang X, et al. Severe fever with thrombocytopenia virus glycoproteins are targeted by neutralizing antibodies and can use DC-SIGN as a receptor for pH-dependent entry into human and animal cell lines [J]. J Virol, 2013, 87(8): 4384-4394.

[9] Tani H, Shimojima M, Fukushi S, et al. Characterization of Glycoprotein-mediated entry of severe fever with thrombocytopenia syndrome virus [J]. J Virol, 2016, 90(11): 5292-5301.

[10] Yuan F, Zheng A. Entry of severe fever with thrombocytopenia syndrome virus. Virol Sin, 2017, 32(1): 44-50.

[11] Zhang L K, Wang B, Xin Q, et al. Quantitative proteomic analysis reveals unfolded-protein response involved in severe fever with thrombocytopenia syndrome virus infection [J]. J Virol, 2019, 93(10): e00308-e00309.

[12] Italiani P, Boraschi D. From Monocytes to M1/M2 macrophages: Phenotypical vs. functional differentiation [J]. Front Immunol, 2014, 5: 514.

[13] Li J, Li S, Yang L, et al. Severe fever with thrombocytopenia syndrome virus: A highly lethal bunyavirus [J]. Crit Rev Microbiol, 2021, 47(1): 112-125.

[14] Min Y Q, Ning Y J, Wang H, et al. A RIG-I-like receptor directs antiviral responses to a bunyavirus and is antagonized by virus-induced blockade of TRIM25-mediated ubiquitination [J]. J Biol Chem, 2020, 295(28): 9691-9711.

[15] Choi Y, Jiang Z, Shin W J, et al. Severe fever with thrombocytopenia syndrome virus NSs interacts with TRIM21 to activate the p62-Keap1-Nrf2 pathway [J]. J Virol, 2020, 94(6): e00308-e003019.

[16] Chaudhary V, Zhang S, Yuen K S, et al. Suppression of type I and type III IFN signaling by NSs protein of severe fever with thrombocytopenia syndrome virus through inhibition of STAT1 phosphorylation and activation [J]. J Gen Virol, 2015, 96(11): 3204-3211.

[17] Qu B, Qi X, Wu X, et al. Suppression of the interferon and NF-κB responses by severe fever with thrombocytopenia syndrome virus [J]. J Virol, 2012, 86(16): 8388-8401.

[18] Gowen B B, Westover J B, Miao J, et al. Modeling severe fever with thrombocytopenia

syndrome virus infection in golden Syrian hamsters: Importance of STAT2 in preventing disease and effective treatment with favipiravir [J]. J Virol, 2017,91(3):e01942-16.

[19] Song P, Zheng N, Zhang L, et al. Downregulation of interferon-β and inhibition of TLR3 expression are associated with fatal outcome of severe fever with thrombocytopenia syndrome [J]. Sci Rep, 2017,7(1):6532.

[20] Deng B, Zhang S, Geng Y, et al. Cytokine and chemokine levels in patients with severe fever with thrombocytopenia syndrome virus [J]. PLoS One, 2012,7(7):e41365.

[21] Ding Y P, Liang M F, Ye J B, et al. Prognostic value of clinical and immunological markers in acute phase of SFTS virus infection [J]. Clin Microbiol Infect, 2014,20(11):O870-8.

[22] Lu Q B, Cui N, Hu J G, et al. Characterization of immunological responses in patients with severe fever with thrombocytopenia syndrome: A cohort study in China [J]. Vaccine, 2015,33(10):1250-1255.

[23] Liu J, Wang L, Feng Z, et al. Dynamic changes of laboratory parameters and peripheral blood lymphocyte subsets in severe fever with thrombocytopenia syndrome patients [J]. Int J Infect Dis, 2017,58:45-51.

[24] Li X K, Lu Q B, Chen W W, et al. Arginine deficiency is involved in thrombocytopenia and immunosuppression in severe fever with thrombocytopenia syndrome [J]. Sci Transl Med, 2018, 10(459):eaat4162.

[25] López-Gil E, Lorenzo G, Hevia E, et al. A single immunization with MVA expressing GnGc glycoproteins promotes epitope-specific CD8+- T cell activation and protects immune-competent mice against a lethal RVFV infection [J]. PLoS Negl Trop Dis, 2013,7(7):e2309.

[26] Huang Y T, Zhao L, Wen H L, et al. Neutralizing antibodies to severe fever with thrombocytopenia syndrome virus 4 Years after hospitalization, China [J]. Emerg Infect Dis, 2016,22(11):1985-1987.

[27] Weng Y, Chen N, Han Y, et al. Clinical and laboratory characteristics of severe fever with thrombocytopenia syndrome in Chinese patients [J]. Braz J Infect Dis, 2014,18(1):88-91.

[28] Kaneko M, Shikata H, Matsukage S, et al. A patient with severe fever with thrombocytopenia syndrome and hemophagocytic lymphohistiocytosis-associated involvement of the central nervous system [J]. J Infect Chemother, 2018,24(4):292-297.

[29] Hao L, Leike Z, Shufen L, et al. Calcium channel blockers reduce severe fever with thrombocytopenia syndrome virus (SFTSV) related fatality [J]. Cell Res, 2019, 29(9): 739-753.

[30] Yan F, Changping X, Cixiu L, et al. Replication capacity and adaptability of a severe fever with thrombocytopenia syndrome virus at different temperatures [J]. PLoS ONE, 2017, 12(11):e0188462.

第三章 流行病学

2010年10月,我国发布《发热伴血小板减少综合征防治指南》,并将SFTS病例监测纳入全国疾病监测信息报告管理系统,在全国范围内开展SFTS病例监测和报告。近年来,我国SFTS报告病例数呈逐年上升趋势。截至目前,中国大陆已有26个省份发现并报告SFTS病例。此外,韩国、日本、美国等国家以及我国台湾地区也相继有病例报道。

第一节 流行因素

一、传染源

携带SFTSV的动物(牛、羊、犬、鼠形动物等)、急性期患者均可作为SFTS的传染源。隐性感染者的血清标本中可分离到SFTSV,但其是否能够作为传染源仍待进一步研究。

二、传播途径

1. 媒介传播　作为白蛉病毒属的一员,目前SFTSV被认为主要经节肢动物传播。蜱是SFTSV的主要传播媒介,尤其是长角血蜱。人类和动物可通过蜱虫叮咬而感染。多数患者发病前有蜱叮咬史,且患者的生活环境中有蜱的存在。蜱虫的活动季节和地理分布与SFTS的流行高峰和流行地区相吻合。在中国、韩国、日本等大部分地区的蜱体内均分离到SFTSV,且流行区蜱携带和从病例标本分离得到的SFTSV基因序列高度同源,进一步从分子生物学角度证明了蜱与人感染SFTSV关系密切。

部分病例的蜱叮咬史并不明确,可能由于蜱虫叮咬时其唾液腺分泌的抗凝物质和局部麻醉剂使受害者不易察觉,但也不排除通过其他传播媒介如螨虫感染的可能。革螨、恙螨、牛虻等其他节肢动物体内也曾检出SFTSV,但其作为媒介的传播作用仍需进一步研究确定(图3-1)。

2. 人与人之间的传播　出血期患者的血液、体液和黏膜分泌物,以及死亡患者的血液和血性分泌物中含有大量的SFTSV,具有传染性,且有可能在室内形成气溶胶。在未采取有效防护措施的条件下,直接接触上述血液或血性分泌物,或者吸入气溶胶,均有可能引起感染,并可造成家庭聚集性疫情以及院内感染。SFTSV在人与人之间传播的潜伏期为6至15天,比通过蜱叮咬而感染SFTSV的潜伏期短。指示病例通常病情较重,多数在短时间内即死亡。续发病例多为患者的亲属、邻居或无防护的医护人员,临床特征相对轻微,无明显出血表现,预后较好。对于三代病例的报道较少。

SFTSV通过人与人传播可引起无症状感染。无症状感染与SFTSV患者的接触方式、接触时间、接触频率等因素相关,感染者与患者有密切接触但无临床表现,其血清标本经SFTSV核酸或特异性抗体检测为阳性。2014年我国首次报告在一起家庭聚集性疫情中,SFTSV通过人与人之间传播引起无症状感染,被感染者曾在整理SFTS死亡患者的遗体时接触了其口中的血液。2014年7月山东省发生的一起SFTS聚集性疫情中,有症状和无症状感染者均有报告。这些无症状感染者并未接触血液,而是接触了患者的黏膜和体液。既往研究认为,在SFTSV传播中,非血液暴露与疾病的相关性远小于直接血液接触。然而,在死亡病例和部分SFTS患者的咽喉、尿液和粪便样本等非血液样本中均检测到SFTSV RNA,表明患者的黏膜和分泌物中可能存在感染性病毒颗粒。韩国也曾报道由于非血液接触而导致的家庭聚集性疫情和院内传播。这些研究表明与SFTS患者的非血液接触也可能与人与人之间的SFTSV传播有关,SFTS患者的黏膜分泌物和体液也可能是直接感染源。2016年在河南开展的一项血清流行病学研究中首次从健康人血清标本中分离到SFTSV,提示隐形感染者可能具有传染性,在疾病控制和预防方面应引起重视。

此外,日本曾在一例SFTS病例的精液中持续检测到SFTSV病毒RNA直至发病后44天,长于在血清中的30天,提示SFTSV通过性传播的可能,但仍需进一步证实。

3. 家养或野生动物传播　家养动物如牛、羊、猪、猫等以及鼠类和小型野生动物如刺猬、鼩鼱中也曾发现SFTSV感染。尽管尚无证据表明SFTSV可以引起动物发病,但是接触感染SFTSV的动物血液也可能导致人类SFTSV感染。

4. 候鸟长距离传播　蜱的活动范围有限,宿主的活动尤其是候鸟的季节迁徙使得蜱虫的扩散和SFTSV的远距离传播成为可能。野生鸟类如鸿雁、斑鸠等候鸟可直接感染SFTSV或携带被SFTSV感染的蜱虫,通过迁徙的飞行路径实现病毒的长距离传播,并形成新的疫源地。

三、传播媒介及宿主

蜱是SFTSV最主要的传播媒介,蜱虫的活动季节和地理分布与SFTS的发病高峰和流行地区基本一致。血蜱广泛分布在中国、韩国、日本等亚太地区,其中长角血蜱是中国、韩国和日本等SFTS流行地区的优势蜱种。在长角血蜱发育的各个阶段(卵—幼蜱—若蜱—成蜱)均可携带SFTSV,并经发育期和经卵垂直传播,提示长角血蜱可能是SFTSV的自然宿主和储存宿主。SFTSV还可以在长角血蜱和染毒小鼠之间相互感染,即从感染的动物体内获得病毒后又传播给动物,且从病例中分离的SFTSV与该蜱携带的病毒株高度同源,证实长角血蜱也是SFTSV的传播媒介。

其他蜱种如微小扇头蜱、血红扇头蜱、龟形花蜱、日本硬蜱、嗜群血蜱,以及在流行区哺乳动物中收集到的恙螨、革螨和牛虻体内也曾检测到SFTSV,提示这些节肢动物也是SFTSV潜在的传播媒介。此外,对陕西省采集的蚊子、蠓和白蛉标本进行SFTSV核酸检测,结果均为阴性。

SFTSV 的宿主广泛，包括家养动物（牛、羊、犬、猪、猫、鸡）、鼠类（黑线姬鼠、小家鼠、褐家鼠）、小型野生动物（刺猬、鼩鼱）和鸟类（鸿雁、斑鸠）等。研究发现流行区的家养动物和野生动物均有不同程度的 SFTSV 感染，但一般不发病，也无直接证据表明 SFTSV 可通过动物传染人类，但动物作为 SFTSV 的储存宿主，对其在自然界中的循环具有重要作用。候鸟可感染 SFTSV 或携带被 SFTSV 感染的蜱虫，研究发现候鸟的迁徙轨迹与长角血蜱及 SFTS 发病分布一致，且基因进化分析发现中国、韩国和日本的 SFTSV 毒株基因序列相似，因此认为候鸟也可能是 SFTSV 的储存宿主，在其长距离传播中具有重要意义。

四、易感人群

人群对 SFTSV 普遍易感。血清流行病学研究结果显示，健康人群中也存在一定比例的 SFTSV 隐性感染。血清抗体阳性人群的年龄多在 50 岁以上，且 SFTS 发病和死亡多见于老年人，可能与年龄增长过程中免疫衰老的发生和全身炎症的增加从而导致免疫系统功能逐渐下降有关。因此，免疫功能较弱和患有慢性疾病的老年人更容易感染严重的病毒性疾病。

常在丘陵、山林、草丛等地区劳动或活动的人群，暴露于蜱虫的机会较大，感染 SFTSV 的风险更高。由于人与人之间的血液、体液及气溶胶传播，患者亲属、邻居、无防护的医务人员以及入殓师感染的风险较大。饲养牛、羊等动物，兽医和屠宰场的工作人员也是潜在的高危人群。此外，SFTSV 传播中的遗传易感性仍有待进一步探究。

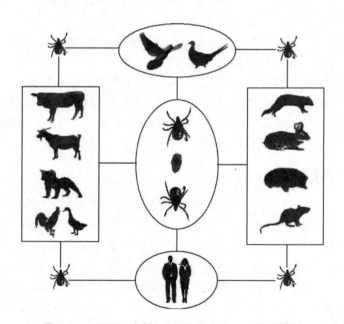

图 3-1　SFTSV 在蜱、动物和人类之间的传播模型
（引自 Huang XY, Epidemiol Infect, 2020, 148: e239, 本章参考文献[9]）
注：蜱虫可以作为 SFTSV 的传播媒介和储存宿主，动物被蜱虫叮咬而感染成为储存宿主，SFTSV 在自然界中的动物和蜱虫之间不断循环，人类通过被蜱虫叮咬或者接触患者的分泌物而感染。

第二节 流行特征

一、地区分布

SFTS 主要在亚洲地区流行,尤其在中国大陆地区分布广泛,韩国、日本、越南、缅甸、阿拉伯联合酋长国以及我国台湾地区都曾报告 SFTS 病例。此外,美国也曾出现类似 SFTSV 的哈特兰病毒感染病例。SFTS 主要为散发,具有明显的地区聚集性。在相当于我国辽宁以北纬度地区确认的病例很少。

我国自 2010 年起开展 SFTS 病例监测和报告。2010 年至 2019 年,全国共报告 SFTS 病例 13 824 例,包括 8899 例实验室确诊病例和 4925 例临床诊断病例。死亡 713 例,年平均病死率为 5.2%,远高于我国报告的其他病毒性出血热,如流行性出血热和登革热。SFTS 报告病例数逐年增加,由 2010 年的 71 例上升至 2016 年的 2600 例,后下降至 2019 年的 1838 例。而病死率的变化趋势则与之相反,由 2010 年的 12.7% 下降到 2016 年的 2.7%,而后升高到 2018 年的 6.2%,2019 年则稍有下降至 5.4%。SFTS 病例分布范围呈扩张趋势,由最初的 5 个省份 42 个城镇逐渐增加到 25 个省份 2433 个城镇,主要集中于我国中部、东部和东北部 7 个省份,包括河南、山东、安徽、湖北、辽宁、浙江和江苏,占全国病例报告总数的 99.3%。在上述省份农村地区的森林和草丛茂盛、落叶堆积的灌木丛等地活动的人罹患该病的概率较大。相对于其他省份,浙江和山东 SFTS 病死率较高,分别为 11.5% 和 10%,河南最低(1.3%)。

韩国于 2012 年末确诊其国内首例 SFTS 病例,但回顾性研究发现 2008 年该国即有 SFTS 病例出现。自 2013 年起,韩国 SFTS 报告发病数稳步上升,由 51 例上升至 2017 年的 172 例,病死率呈下降趋势,由 2013 年至 2015 年的 32.6% 降至 2016 年的 11.5%。病例主要分布在相对温暖湿润的东部和南部丘陵地区,其中以济州岛发病率最高(1.26 例/105 人年),城市地区鲜有病例报告。

2013 年 1 月日本首次报告 SFTS 病例。截至 2017 年 10 月,日本共报告 303 例 SFTS 病例,报告发病率为 0.03~0.06/10 万人年,病死率高达 27%。SFTS 病例的地理分布从日本西部到中部逐年扩大,日本 47 个都道府县中的 23 个曾有 SFTS 病例报告。

2011 年阿拉伯联合酋长国曾报告一例 SFTS 病例,该病例来自朝鲜,于 2009 年 3 月在阿联酋工作期间发病。提示随着人口流动的日益频繁,SFTSV 可能存在异地感染,应警惕发生输入病例的风险。此外,越南曾报告 2017 年顺化市 2 例 SFTSV 感染,缅甸曾报告 2018 年实皆省 5 例 SFTSV 感染。我国台湾地区于 2019 年底确诊了一名 SFTS 患者。

2009 年,美国在密苏里州发现 2 例类似 SFTSV 的哈特兰病毒感染病例,随后在堪萨斯州、俄克拉荷马州、阿肯色州、密苏里州、田纳西州、肯塔基州、印第安纳州、佐治亚州和南卡罗来纳州等地都有报告病例。

二、时间分布

SFTS 全年均可发病,但具有明显的季节性。3~11月为该病的流行期,5~7月为流行高峰,12月至次年2月为静息期。自从我国将 SFTS 监测纳入全国疾病监测信息报告管理系统以来,每月均有 SFTS 病例报告,主要发生在4~10月,占病例报告总数的96.5%,其中5月为发病高峰。不同地区流行高峰季节稍有差异,可能与纬度有关,随纬度增加流行季节有后移趋势,如淮阳山地区(河南、湖北和安徽省交界处)流行高峰为5~7月,山东省为6~7月,辽宁省为7~8月。

三、人群分布

SFTS 罹患人群具有显著的年龄、性别和职业特征。国内报告的 SFTS 病例最小仅2月龄,最大为100岁,主要集中于40~84岁,占报告病例总数的93.3%。韩国和日本50岁以上年龄段 SFTS 病例分别占其报告病例总数的80%~96%。我国死亡病例均为37岁及以上,以中老年为主,且随着年龄的增加病死率呈上升趋势,由40~44岁年龄组的3.7%增至80岁以上年龄组的13.5%。

全国报告 SFTS 病例的男女性别比为0.88:1,女性略多于男性。但各地略有不同,7个发病重点省中,江苏、辽宁和山东省的 SFTS 病例男性多于女性。SFTS 病死率的男女性别比为1.16:1,男性高于女性。

从职业上看,SFTS 病例多为生活在乡村山林地区、从事农业生产的农民,其次为居家或待业人员,以及退休人员。

四、相关影响因素

从 SFTS 病例的空间分布上来看,一项基于中国大陆2011至2018年 SFTS 发病率、气象因素、环境因素和家畜密度的数据构建的 SFTS 生态位模型结果显示,海拔、年平均气温、年累积降水量和年平均相对湿度是其中最重要的4个因素。海拔在-100~100 m SFTS 发生概率较高,海拔超过3 000 m 时发生概率接近0。海拔越高,蜱或其他 SFTS 宿主的密度就越低,人类的户外活动就越少,减少了蜱接触人类的机会。年平均气温、年累积降水量和年平均相对湿度与 SFTS 发病率的应答曲线均呈"倒 V"形。年平均气温、年累积降水量和年相对湿度分别为12.5~17.5℃、700~2 250 mm 和63%~82%时,SFTS 的发生概率较高。但牲畜密度与 SFTS 的空间分布的差异无统计学意义,可能由于 SFTSV 的宿主长角血蜱在自然界中分布极其广泛,除家养动物外,长角血蜱也会叮咬一些野生动物。

从个体水平上看,感染 SFTS 的相关风险因素包括职业(农民、林业工作者、医护人员等)、蜱叮咬史、生物易感性和饲养家畜(牛、羊、猪、犬、猫等)。在户外活动中穿着长袖上衣或靴子、佩戴手套、扎紧裤口和袜口以及驱虫剂的使用则是 SFTSV 感染的保护因素。此外,SFTS 的高病死率可由多种因素造成,包括入院延迟、病毒载量高、年龄较大、存在合并症和并发症等。因此,病例的早期识别诊断和及时有效的治疗,对于 SFTS 患者的预后至关重要。医护人员、患者家属等在 SFTS 患者的护理、救治过程中应做好个人防护,防止人-人传播事件的发生。

第三节 分子流行病学

一、基因分型

对于SFTSV基因型的划分目前还没有达成共识,但随着发布的SFTSV基因组数据的增加,人们对SFTSV基因分型的认识不断清晰和完善。早期,根据当时仅有的几十个基因组序列,SFTSV被分为3或5个基因型。之后结合流行地域,日本科学家将SFTSV分为中国和日本两个进化枝,其中我国进化枝包含5个基因型(C1-C5),日本进化枝包含3个基因型(J1-J3)。然而随着SFTSV传播范围的不断扩大,这些分型方法难以满足和适应毒株基因组序列迅速增加的需要。近期,我国科学家采用最大似然法和贝叶斯推理法等对现有的SFTSV基因组数据进行分析,将SFTSV分为6个基因型A-F。

二、流行情况

对来自我国9个省份(安徽、河南、湖北、湖南、江苏、吉林、辽宁、山东、浙江,共431株)、日本(64株)和韩国(23株)的518株SFTSV毒株的基因序列分析结果显示,A、B、E和F为主要流行的基因型,占毒株总数的95%以上,其中基因型A报道最多。SFTSV基因型呈现地区聚集性,A基因型分布在我国7个SFTS高流行省份以及韩国,尤其是河南、湖北和安徽省在内的大别山区;F基因型主要分布在我国浙江省以及日本和韩国;B基因型集中在我国山东、辽宁、河南和湖北4省;E基因型分布相对均匀,在9个调查省份均有报道;C和D基因型的序列较少,主要来自江苏、山东、安徽省和日本(图3-2)。

基于韩国2013~2017年335株SFTSV的系统发育分析表明,韩国SFTSV可分别归属于既往报告的6个基因型(A-F)及其重配基因型,B基因型又可细分为至少3个基因亚型(B-1、B-2和B-3)。B-2亚型在韩国最为常见,其次是B-3和B-1亚型。尽管2012年确诊的第一例韩国SFTS病例毒株是F基因型,但其流行率低于B和A基因型。而2013年和2014年检测到的基因型D毒株,近年来在韩国很少检测到。研究期间也未检测到基因型C和E的SFTSV毒株。日本流行的优势基因型是B-2,基因型分布与韩国基本相似,但无基因型A和F报告。此外,相关研究结果显示,感染F基因型SFTSV患者的病死率最高(44.4%),其次为B-2基因亚型(43.8%),远高于A基因型(10%)。流行病学证据也显示,韩国和日本的SFTS病死率远高于我国,而国内以F和B基因型较为流行的浙江省和山东省病死率较高,以A基因型较为流行的河南省病死率最低,提示B、F基因型SFTSV可能比其他基因型具有更高的致病性。不同基因型的流行情况也可能是造成不同国家和地区SFTS病死率差异的重要因素之一。

三、病毒起源与传播

系统发育分析结果提示,基因型F出现最早,其次是基因型B和E,而后是基因型A和C。既往多认为SFTSV起源于河南、湖北、安徽3省交界的大别山区,而基于更多基因序列的分析结果提示SFTSV最有可能起源于18世纪初的浙江省(48.66%),其次是韩国

(19.73%)和日本(14.24%),起源于河南、湖北、安徽等大别山区的概率为15.2%。

在华中地区的大别山区,基因型A流行范围较为广泛。我国浙江省与周边国家(日本和韩国)隔海相望,山东省和辽宁省虽在陆地上分隔,但在海上最近距离隔着渤海湾仅100 km左右,F和B基因型SFTSV在这些相关地区的流行趋势一致,提示SFTSV可能存在较远距离的跨区域传播,但具体传播方式尚不明确,候鸟或其他被SFTSV感染的飞行动物的迁徙、动物贸易或在病毒的长距离跨海传播过程中发挥了作用。此外,安徽省和江苏省发布的基因序列覆盖了所有6个SFTSV基因型,显示出复杂的遗传多样性,很可能由于这两个省份位于上述3个地区之间,即大别山区、渤海湾地区和浙江及周边地区,使得SFTSV获得更多的传播源和途径。

图3-2彩图

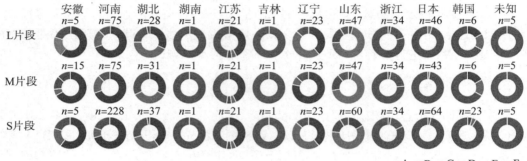

图3-2 SFTSV的基因型分布特征

(引自 Li A, et al, Biosafety and Health, 2021,3(2):105-115,本章参考文献[24])

注:圆圈表示SFTS主要流行地区各基因型的分布情况,包括我国9个省份、日本和韩国。根据图形符号每种颜色表示相应的SFTSV基因型。

第四节 血清流行病学

一、健康人群血清学调查

为评估我国人群的SFTSV血清抗体阳性率,我国学者曾对不同地区SFTSV的流行情况进行荟萃分析,共纳入21项研究,包含来自7个省份(陕西、河南、湖北、浙江、江苏、安徽和山东)的23 848份血液样本。结果显示,各地报告的人群SFTSV抗体阳性率在0.23%~9.17%,合并血清阳性率为4.3%,高于韩国人群的调查结果(2.1%)。

从分层分析的结果来看,不同地区人群的SFTSV血清抗体阳性率存在一定的差异,河南、湖北、浙江、陕西、安徽和山东省较高,江苏省相对较低,反映了SFTS隐性感染的发生率在流行地区有所不同。然而,由于部分省份的研究数量和样本量有限,可能导致结果缺乏代表性。从采样年份来看,2012年之后的标本血清阳性率高于2012年之前,反映了SFTSV在我国的持续和加剧传播。

人群对SFTSV感染无年龄和性别差异。各年龄组人群对SFTSV普遍易感,既往研究表明 SFTS 患者的年龄范围为 1~100 岁。通常,年龄被认为是 SFTS 发病和死亡的关键影响因素。一些研究结果显示健康人群中 SFTSV 血清阳性率随年龄增加而升高,而其他研究未能发现不同年龄组之间结果存在显著差异。荟萃分析数据显示 40 岁以下及以上人群中 SFTSV 的血清阳性率接近,表明所有年龄组人群均易感染 SFTSV,但老年人更易发生重症甚至死亡。从职业上看,农民的 SFTSV 血清阳性率高于其他职业,说明农民是 SFTSV 感染的高危人群,这与其在从事农业活动,如割草、养牛、在蜱虫高度集中和活跃的灌木丛中放牧等过程中暴露于 SFTSV 的风险较高有关。此外,人群的城乡分布、采样季节、检测方法、与动物的接触情况等也可能对血清阳性率有一定的影响。

血清流行病学研究结果证实 SFTSV 的流行及隐性感染在我国广泛存在。但由于大多数感染者并未出现临床症状或症状不典型,临床上容易造成 SFTS 的误诊或漏诊。中国疾病预防控制中心黄晓霞等人估计我国流行地区 SFTS 的漏诊率达到 8.3%。此外,SFTSV 在健康人群中的传染和传播方式,以及 SFTSV 特异性抗体的保护性水平等,仍有待进一步研究确认。由于目前国内尚无针对 SFTSV 的疫苗及特异性治疗手段,在今后很长一段时间内将不断有新的病例出现。因此,在预防控制方面,需要加强对疾病流行地区居民的健康宣教,并进一步提高医务人员对该疾病的监测报告、诊断识别和临床救治等能力。

二、SFTS 患者的抗体免疫应答

SFTS 患者免疫应答过程中抗体出现的早晚受多种因素影响,我国有多个团队开展此类研究。其中一项队列研究发现,SFTSV 特异性 IgM 抗体可在发病后第 9 天(4~21 天)检测到,而后抗体水平迅速升高,在第 4 周达到峰值水平(GMRT,216.1),并持续 6 个月。而 IgG 抗体阳转则是在发病后第 6 周(2~9 周),抗体水平在 6 个月内迅速升高至峰值(GMRT,174.9),且即使在感染后 3 年,大多数患者的 IgG 抗体仍为阳性,提示人感染 SFTSV 后可产生持久的免疫应答。

2021 年,我国报告 1 名 SFTSV 再感染病例,该病例分别于 2018 年 6 月和 2020 年 5 月发生过 SFTSV 感染,但第二次临床症状相对较轻,提示虽然自然感染诱导的特异性抗体可维持较长时间,但仍可能再次发生感染。

不同国家都曾报告 SFTSV 和立克次体合并感染的情况。我国河南省一项回顾性研究结果显示,在约 8.5% 的 SFTS 患者标本中检测到斑点热立克次体,患者恢复期长,预后更差。而韩国疑似恙虫病患者中 SFTSV 的感染率高达 23.0%,且症状和体征不典型。日本也曾在 1 名被蜱虫叮咬后确诊 SFTS 的患者的焦痂标本中检测到恙虫病立克次体。SFTSV 与立克次体感染之间的交叉免疫反应有待进一步探究,对临床上疑似立克次体感染的患者需要同时检测 SFTSV,以免漏诊,与疑似立克次体感染者接触的医护人员应注意采取个人防护措施,防止 SFTSV 的传播。

第五节 动物流行病学

SFTSV 宿主广泛,包括家养和野生动物。既往研究提示,蜱叮咬和接触动物可能增加 SFTSV 感染的风险。目前已在十几个动物物种中检测到了 SFTSV 特异性抗体(IgG 或

IgM)或病毒 RNA,且在特定动物中的流行率很高。虽然尚无证据表明 SFTSV 可引起动物发病,也无直接证据显示动物能传播 SFTSV 给人类,但动物作为 SFTSV 的主要宿主,对其在自然界的循环(蜱—脊椎动物—蜱)起着重要作用。

一、野生动物

1. 节肢动物　　目前普遍认为 SFTSV 通过节肢动物传播,其中蜱是最主要的传播媒介。长角血蜱是中国、韩国和日本等 SFTSV 流行地区的优势蜱种。动物模型表明,SFTSV 可在长角血蜱和染毒小鼠之间相互感染,证实长角血蜱是 SFTSV 的传播媒介。在长角血蜱发育的各个阶段均可携带 SFTSV,并可经卵垂直传播,提示长角血蜱可能是 SFTSV 的自然宿主和储存宿主。

调查显示,蜱中 SFTSV 的感染率较低(0.2%~2.2%),且幼虫和若虫的感染率低于成虫,可能是 SFTSV 对受感染蜱的发育有害并影响其存活。同时,蜱中 SFTSV 的低流行率也表明,仅通过蜱可能不足以维持自然界中 SFTSV 的循环,而是需要蜱作为媒介和动物扩增宿主的共同参与。植被中蜱的 SFTSV 感染率低于寄生于动物体表的蜱,可能由于除垂直传播外,SFTSV 不能在蜱之间传播所致。

研究者在陕西省的嗜群血蜱中检测到了 SFTSV(2.0%),而未能在长角血蜱中检测到。一方面可能与不同蜱种的区域分布直接相关,而后者很大程度上受气候类型和复杂的地理环境的影响;另一方面也可能是由于该研究中长角血蜱的样本量较小所致。

其他蜱种如微小扇头蜱、血红扇头蜱等,以及在流行区哺乳动物中收集到的恙螨、革螨和牛虻体内也曾检测到 SFTSV,提示这些节肢动物也是 SFTSV 潜在的传播媒介,然而并不能证实其与家畜或人类之间的传播联系,需要进一步研究来验证。此外,螨虫也可能是重要传播媒介。

大多数白蛉病毒被认为与白蛉有关。裂谷热病毒(布尼亚病毒科,白蛉病毒属)主要由伊蚊传播,然而作为新发现的白蛉病毒,SFTSV 在蚊虫中传播的可能性被高度怀疑。一项研究显示,陕西省采集的 1 950 只蚊子、30 只蠓和 20 只白蛉标本的 SFTSV 核酸检测结果均为阴性。

2. 哺乳动物　　在水鹿、野猪和刺猬,以及啮齿动物、鼩鼱等野生动物中都曾检测到 SFTSV 抗体(IgG/IgM)。既往研究报告野猪和水鹿血清样本中 SFTSV 抗体阳性率分别为 28.8% 和 23.8%,核酸阳性率分别为 5.2% 和 2.3%。刺猬是中华革蜱和长角血蜱等蜱种的动物宿主,不同研究中刺猬血清样本的 SFTSV 抗体阳性水平相差较大。一项研究结果显示,我国山东的刺猬血清样本 SFTSV IgG 阳性率高达 64.3%(9/14),而血清 SFTSV RNA 呈阴性。表明 SFTSV 的病毒载量低,病毒血症期短,提示 SFTSV 可能不会持续感染刺猬。海军军医大学曹广文课题组发现健康黑线姬鼠可以携带 SFTSV,而同期捕捉的大量其他啮齿动物中没有,认为黑线姬鼠可能是自然宿主。

相较于刺猬,其他小型哺乳动物的血清抗体阳性率则较低。鼩鼱和啮齿动物的血清抗体阳性率分别为 4.5% 和 0.9%,而啮齿动物中以小家鼠(1.1%)和黑线姬鼠(1.1%)的抗体阳性率相对较高。鼩鼱的 SFTSV RNA 阳性率(2.6%)稍高于啮齿动物(0.7%),但差异并不显著。系统发育分析结果显示,鼩鼱和啮齿动物中的 SFTSV 基因序列高度一致(98.5%~99.7%),且与从人类、犬和蜱中获得的 SFTSV 基因序列一致性较高

(95.3%～99.7%)。

3. 候鸟、野禽　候鸟可感染SFTSV或携带被SFTSV感染的长角血蜱,这种蜱广泛分布于亚太地区,与中国、韩国和日本之间的鸟类迁徙路线及SFTS发病分布相吻合,且基因进化分析发现中国、韩国和日本的SFTSV毒株基因序列相似,表明候鸟在SFTSV的长距离传播中具有重要意义。既往曾在4种野禽(白氏地鸫、灰背鸫、仙八色鸫、赤翡翠)中发现了长角血蜱。在蜱活跃季节捕获的鸿雁(7.1%)和斑鸠(2.3%)中也检测到了SFTSV抗体。然而,尚未从野生鸟类或其组织中检测到SFTSV RNA或分离到活病毒。然而,目前的假设和推测仍需要进一步的研究来验证。一旦得到证实,我们将能够解释为何在江苏分离的病毒株可以聚集在日本进化枝中,SFTSV的候鸟传播也可以解释为什么SFTSV在过去短短几年时间内迅速蔓延。

二、家养动物

1. 家畜、家禽　一项关于动物中SFTSV血清流行率的荟萃分析结果显示,山羊和绵羊(45.70%)、牛(36.70%)、鸡(9.60%)和猪(3.20%)等是感染SFTSV的主要物种,这些物种与人类生活密切相关。按饲养模式分层,发现SFTSV在圈养动物中的血清阳性率显著低于放养的动物。通常,自由放养的牲畜白天在牧场或山上,晚上则被饲养在家庭后院,使得它们更容易受到蜱虫叮咬而感染SFTSV。在我国,大多数病例分布在海拔较低的丘陵、山地和草原,这些地区适合蜱虫活动和家畜养殖。与其他动物相比,放养动物的病毒感染率、蜱携带率和与人类接触机会更高,其对SFTSV的传播贡献更大,而蜱、放养的牲畜和人类活动则直接增加了SFTSV的暴露和传播。

此外,虽然在许多驯养和野生动物中检测到SFTSV抗体,但在这些动物中很少检测到SFTSV病毒RNA。山羊的SFTSV血清阳性率较高,但病毒载量低,病毒血症期短。实验感染的啮齿动物的病毒血症则持续时间较久,血液中的病毒载量也相对较高。还需通过实验对小型哺乳动物进行SFTSV的长期或持续感染,以评估感染动物的病毒血症持续时间,这将对SFTSV在自然中的传播有着重要意义。

2. 宠物　我国家犬和韩国收容犬的SFTSV RNA阳性率分别为5.3%和0.2%,抗体阳性率为28.9%～37.9%和13.9%。从韩国江原道训练营军犬中采集的103份血清样本中(42只比利时玛利诺犬、58只德国牧羊犬和3只拉布拉多猎犬),SFTSV RNA阳性率和抗体阳性率分别为2.9%和21.4%。

截至目前,很少有报告动物感染SFTSV后出现症状。对日本123只疑似SFTS的猫进行检测,SFTSV感染率为19.5%,病死率高达62.5%。该研究中,所有被感染的猫都表现出厌食和嗜睡等症状,41.7%的猫出现呕吐。与人类相似,发热、血小板和白细胞减少是发病早期的典型特征;与人类不同的是,猫的高胆红素血症和高血清淀粉样蛋白A更为常见。虽然无法确定感染源,但蜱叮咬、摄入被SFTSV感染的蜱以及接触受感染的动物都是可能的原因。且从研究结果来看,无论年龄和性别,户外活动的猫在SFTSV流行区都有感染病毒的风险。在这项研究中,宠物主人、兽医、护士或兽医院其他工作人员均未患上类似SFTS的疾病。尽管没有分离到病毒,但从部分猫的尿液、结膜、口腔和直肠拭子中检测到了SFTSV的RNA。

SFTSV可在人与人之间传播,动物与人之间的传播也可能发生。而对于经常与人类接触的宠物,尤其是猫和犬,它们的 SFTSV 感染状况同样不可忽视。

(邱　琪)

参考文献

[1] Du Y, Cheng N, Li Y, Wang H, et al. Seroprevalance of antibodies specific for severe fever with thrombocytopenia syndrome virus and the discovery of asymptomatic infections in Henan Province, China [J]. PLoS Negl Trop Dis, 2019, 13(11):e0007242.

[2] Gai Z, Liang M, Zhang Y, et al. Person-to-person transmission of severe fever with thrombocytopenia syndrome bunyavirus through blood contact [J]. Clin Infect Dis, 2012, 54(2):249-252.

[3] Wang Y, Deng B, Zhang J, et al. Person-to-person asymptomatic infection of severe fever with thrombocytopenia syndrome virus through blood contact [J]. Intern Med, 2014, 53(8):903-906.

[4] Huang D, Jiang Y, Liu X, et al. A cluster of symptomatic and asymptomatic infections of severe fever with thrombocytopenia syndrome caused by person-to-person transmission [J]. Am J Trop Med Hyg, 2017, 97(2):396-402.

[5] Yoo JR, Heo ST, Park D, et al. Family cluster analysis of severe fever with thrombocytopenia syndrome virus infection in Korea [J]. Am J Trop Med Hyg, 2016, 95(6):1351-1357.

[6] Kim WY, Choi W, Park SW, et al. Nosocomial transmission of severe fever with thrombocytopenia syndrome in Korea [J]. Clin Infect Dis, 2015, 60(11):1681-1683.

[7] Koga S, Takazono T, Ando T, et al. Severe fever with thrombocytopenia syndrome virus RNA in Semen, Japan [J]. Emerg Infect Dis, 2019, 25(11):2127-2128.

[8] Tian H, Yu P, Chowell G, et al. Severe fever with thrombocytopenia syndrome virus in humans, domesticated animals, ticks, and mosquitoes, Shaanxi Province, China [J]. Am J Trop Med Hyg, 2017, 96(6):1346-1349.

[9] Huang XY, He ZQ, Wang BH, et al. Severe fever with thrombocytopenia syndrome virus: A systematic review and meta-analysis of transmission mode [J]. Epidemiol Infect, 2020, 148:e239.

[10] Huang X, Li J, Li A, et al. Epidemiological characteristics of severe fever with thrombocytopenia syndrome from 2010 to 2019 in Mainland China [J]. Int J Environ Res Public Health, 2021, 18(6):3092.

[11] Kim KH, Lee MJ, Ko MK, et al. Severe fever with thrombocytopenia syndrome patients with hemophagocytic lymphohistiocytosis retrospectively identified in Korea, 2008-2013 [J]. J Korean Med Sci, 2018, 33(50):e319.

[12] Choi SJ, Park SW, Bae IG, et al. Severe fever with thrombocytopenia syndrome in South Korea, 2013-2015 [J]. PLoS Negl Trop Dis, 2016, 10(12):e0005264.

[13] Takahashi T, Maeda K, Suzuki T, et al. The first identification and retrospective study of severe fever with thrombocytopenia syndrome in Japan [J]. J Infect Dis, 2014, 209(6):816-827.

[14] Kobayashi Y, Kato H, Yamagishi T, et al. Severe fever with thrombocytopenia syndrome, Japan, 2013-2017 [J]. Emerg Infect Dis, 2020, 26(4):692-699.

[15] Denic S, Janbeih J, Nair S, et al. Acute thrombocytopenia, leucopenia, and multiorgan dysfunction: The first case of SFTS bunyavirus outside China? [J]. Case Rep Infect Dis, 2011, 2011:204056.

[16] Tran XC, Yun Y, Van An L, et al. Endemic severe fever with thrombocytopenia syndrome, Vietnam [J]. Emerg Infect Dis, 2019,25(5):1029-1031.

[17] Win AM, Nguyen YTH, Kim Y, et al. Genotypic heterogeneity of orientia tsutsugamushi in scrub typhus patients and thrombocytopenia syndrome co-infection, Myanmar [J]. Emerg Infect Dis, 2020,26(8):1878-1881.

[18] Peng SH, Yang SL, Tang SE, et al. Human case of severe fever with thrombocytopenia syndrome virus infection, Taiwan, 2019 [J]. Emerg Infect Dis, 2020,26(7):1612-1614.

[19] Tuten HC, Burkhalter KL, Noel KR, et al. Heartland virus in humans and ticks, Illinois, USA, 2018-2019 [J]. Emerg Infect Dis, 2020,26(7):1548-1552.

[20] Sun JM, Wu HX, Lu L, et al. Factors associated with spatial distribution of severe fever with thrombocytopenia syndrome [J]. Sci Total Environ, 2021,750:141522.

[21] Lam TT, Liu W, Bowden TA, et al. Evolutionary and molecular analysis of the emergent severe fever with thrombocytopenia syndrome virus [J]. Epidemics, 2013,5(1):1-10.

[22] He CQ, Ding NZ. Discovery of severe fever with thrombocytopenia syndrome bunyavirus strains originating from intragenic recombination [J]. J Virol, 2012,86(22):12426-12430.

[23] Yoshikawa T, Shimojima M, Fukushi S, et al. Phylogenetic and geographic relationships of severe fever with thrombocytopenia syndrome virus in China, South Korea, and Japan [J]. J Infect Dis, 2015,212(6):889-898.

[24] Li A, Liu L, Wu W, et al. Molecular evolution and genetic diversity analysis of SFTS virus based on next-generation sequencing [J]. Biosafety and Health, 2021,3(2):105-115.

[25] Yun SM, Park SJ, Kim YI, et al. Genetic and pathogenic diversity of severe fever with thrombocytopenia syndrome virus (SFTSV) in South Korea [J]. JCI Insight, 2020, 5(2):e129531.

[26] Yun Y, Heo ST, Kim G, et al. Phylogenetic analysis of severe fever with thrombocytopenia syndrome virus in South Korea and migratory bird routes between China, South Korea, and Japan [J]. Am J Trop Med Hyg, 2015,93(3):468-474.

[27] Li P, Tong ZD, Li KF, et al. Seroprevalence of severe fever with thrombocytopenia syndrome virus in China: A systematic review and meta-analysis [J]. PLoS One, 2017,12(4):e0175592.

[28] Kim KH, Ko MK, Kim N, et al. Seroprevalence of severe fever with thrombocytopenia syndrome in Southeastern Korea, 2015 [J]. J Korean Med Sci, 2017,32(1):29-32.

[29] Huang X, Wang S, Wang X, et al. Estimation of the incidence of severe fever with thrombocytopenia syndrome in high endemic areas in China: An inpatient-based retrospective study [J]. BMC Infect Dis, 2018,18(1):66.

[30] Lu QB, Cui N, Hu JG, et al. Characterization of immunological responses in patients with severe fever with thrombocytopenia syndrome: A cohort study in China [J]. Vaccine, 2015,33(10):1250-1255.

[31] Lu QB, Li H, Zhang PH, et al. Severe fever with thrombocytopenia syndrome complicated by co-infection with spotted fever group rickettsiae, China [J]. Emerg Infect Dis, 2016,22(11):1957-1960.

[32] Wi YM, Woo HI, Park D, et al. Severe fever with thrombocytopenia syndrome in patients suspected of having scrub typhus [J]. Emerg Infect Dis, 2016, 22(11):1992-1995.

[33] Fujikawa T, Yoshikawa T, Kurosu T, et al. Co-infection with severe fever with thrombocytopenia syndrome virus and rickettsia japonica after tick bite, Japan [J]. Emerg Infect Dis, 2021, 27(4):1247-1249.

[34] Luo LM, Zhao L, Wen HL, et al. Haemaphysalis longicornis ticks as reservoir and vector of severe fever with thrombocytopenia syndrome virus in China [J]. Emerg Infect Dis, 2015, 21(10):1770-1776.

[35] Wang S, Li D, Bi Z, et al. SFTS virus in ticks in an endemic area of China [J]. Am J Trop Med Hyg, 2015, 92(4):684-689.

[36] Rim JM, Han SW, Cho YK, et al. Survey of severe fever with thrombocytopenia syndrome virus in wild boar in the Republic of Korea [J]. Ticks Tick Borne Dis, 2021, 12(6):101813.

[37] Sun Y, Liu MM, Luo LM, et al. Seroprevalence of severe fever with thrombocytopenia syndrome virus in hedgehog from China [J]. Vector Borne Zoonotic Dis, 2017, 17(5):347-350.

[38] Liu JW, Wen HL, Fang LZ, et al. Prevalence of SFTSV among Asian house shrews and rodents, China, January-August 2013 [J]. Emerg Infect Dis, 2014, 20(12):2126-2128.

[39] Li Z, Bao C, Hu J, et al. Ecology of the tick-borne phlebovirus causing severe fever with thrombocytopenia syndrome in an endemic area of China [J]. PLoS Negl Trop Dis, 2016, 10(4):e0004574.

[40] Chen C, Li P, Li KF, et al. Animals as amplification hosts in the spread of severe fever with thrombocytopenia syndrome virus: A systematic review and meta-analysis [J]. Int J Infect Dis, 2019, 79:77-84.

[41] Kang JG, Cho YK, Jo YS, et al. Severe fever with thrombocytopenia syndrome virus in dogs, South Korea [J]. Emerg Infect Dis, 2019, 25(2):376-378.

[42] Matsuu A, Momoi Y, Nishiguchi A, et al. Natural severe fever with thrombocytopenia syndrome virus infection in domestic cats in Japan [J]. Vet Microbiol, 2019, 236:108346.

第四章

传播媒介

SFTS 患者中有相当一部分有近期蜱叮咬史,长角血蜱为本病的主要传播媒介,其他蜱类和吸血节肢动物也可能传播 SFTSV。另经皮肤伤口接触病毒血症期患者血液或体液亦可感染。2017 年该病被世界卫生组织(WHO)列入急需研究的重点疾病(priority disease)清单。

第一节 媒介蜱的种类和分布

蜱类属蛛形纲(*Arachnida*)蜱螨亚纲(*Acari*)蜱目(*Ixodida*),蜱目下分软蜱科(*Argasidae*)、硬蜱科(*Ixodidae*)、纳蜱科(*Nuttalliellidae*)以及新提出成立的恐蜱科(*Deomocrotonidae*)。软蜱科全世界已知 217 种,分隶 2 亚科 9 属。其中锐缘蜱亚科(*Argasinae*)现知有 6 属 59 种,钝缘蜱亚科(*Ornithodorinae*)4 属 158 种。硬蜱科 702 种,分隶 6 个亚科 14 属。常见的有硬蜱亚科(*Ixodinae*)硬蜱属(*Ixodes*),花蜱亚科(*Amblyomminae*)花蜱属(*Amblyomma*),血蜱亚科(*Haemaphisalinae*)血蜱属(*Haemaphysalis*),扇头蜱亚科(*Rhipiccphalinae*)扇头蜱属(*Rhipicephalus*)、革蜱属(*Dermacentor*)和璃眼蜱亚科(*Hyalomminae*)璃眼蜱属(*Hyalomma*)。截至 2019 年,我国的蜱类已知 2 科 11 属 128 种,包括软蜱科 14 种,硬蜱科 114 种,包括硬蜱属 29 种、革蜱属 13 种、异扇蜱属(*Anomalohimalaya*)3 种,扇头蜱属 8 种、花蜱属 10 种、血蜱属 46 种和璃眼蜱属 7 种。

一、我国蜱类的区系分布

我国蜱类的区系分布可归为 2 界 7 区,其中,古北界(Palearctic realm)又分为东北区、华北区、蒙新区和青藏区;东洋界(Oriental realm)包括西南区、华中区和华南区。

(一)东北区

东北区森林繁茂,血源动物种类丰富,为硬蜱宿主动物提供了良好的栖息环境。但由于气候寒冷,冬季长达 5～7 个月,主要的代表种多为耐寒的林区种,如全沟硬蜱(*Ixodes persulcatus*)在原始森林区占最优势,嗜群血蜱(*Haemaphysalis concinna*)、日本血蜱(*Haemaphysalis japonica*)、森林革蜱(*Dermacentor silvarum*)是林区的常见种类,其他种类由于地理景观和气候不同,分布区较小;长角血蜱(*Haemaphysalis longicornis*)出现于丘陵地带。血红扇头蜱(*Rhipicephalus sanguiensis*)和微小扇头蜱(*Rhipicephalus microplus*)为世界性广布种,在我国分布的北限达辽宁南部。东北区的西部地区和内蒙古东部毗邻,是森林与草原的结合部,境内大部分为草原地区,蜱的种类较为贫乏,其典型种类为草原革蜱(Dermacentor nuttalli)、草原血蜱(Haemaphysalis verticalis)、草原硬蜱(Ixodes crenulatus),但森林革蜱也经常出现。在半农半牧地区,中华革蜱(Dermacentor sinicus)和盾糙璃眼蜱(Hyalomma scupense)较为普遍。

(二) 华北区

华北区由黄淮平原和西北黄土高原两部分组成,位于古北界东南段。气候夏热冬寒,四季明显。广大平原和山地的主要植被类型为次生灌木、乔木林,在平原丘陵地区多为干草原植被或旱生灌木丛。蜱类区系属于东北林区与内蒙古草原的过渡类型,有一些种类与东北林区的相同,如全沟硬蜱、森林革蜱、嗜群血蜱与日本血蜱,也有一些种类与内蒙古东部草原的一致,如草原硬蜱、草原血蜱和盾糙璃眼蜱等。中华革蜱可能是本区的代表性种。长角血蜱是本区广大农区的优势蜱种,凡有羊放牧的地方,该蜱种就有分布,且数量较大。血红扇头蜱和微小扇头蜱也广布其中。

(三) 蒙新区

包括新疆、甘肃大部和内蒙古西部地区,境内年降雨量稀少,气候变化剧烈,为典型的大陆性气候,除天山山脉外,自然景观开阔,植被大部分以荒漠和荒漠草原为主。特突钝缘蜱(Ornithodoros tartakovskyi)、拉哈尔泡蜱(Alveonasus lahorensis)、短小扇头蜱(Rhipicephalus pumilio)、图兰扇头蜱(Rhipicephalus turanicus)、边缘革蜱(Dermacentor marginatus)、刻点血蜱(Haemaphysalis punctata)、小亚璃眼蜱(Hyalomma anatolicum)、亚洲璃眼蜱(Hyalomma asiaticum)等为本区特有。

(四) 青藏区

包括青海、西藏大部、云南北部和四川西部地区为世界最大的高原,海拔在三四千米以上,气候是典型的大陆性类型,以干寒和多风为主要特征。该地区的高原地区特有种较多,如西藏血蜱(Haemaphysalis tibetensis)、尼泊尔血蜱(Haemaphysalis nepalensis)、长须血蜱(Haemaphysalis aponommoides)和康定硬蜱(Ixodes kangdingensis)等。

(五) 西南区

位于我国东洋界的西北角,包括云南中北部、四川南部和西藏喜马拉雅山山南峡谷,境内东部横断山脉地形起伏,森林覆盖较好,蜱种较丰富。但因交通不便,调查工作很少,以卵形硬蜱(Ixodes ovatus)、粒形硬蜱(Ixodes granulatus)、长须血蜱(Haemaphysalis aponommoides)、猛突血蜱(Haemaphysalis montgomeryi)较常见。

(六) 华中区

该区北起秦岭,南至珠江的西江上游;西起云贵交界,东至长江中下游流域和东南沿海丘陵的北部。境内地形复杂,西部主要是山地,东部为平原和丘陵地带,主要为常绿林地带。该区大多数是东洋界印支亚界种类。常见种有中华硬蜱(Ixodes sinensis)、粒形硬蜱、镰形扇头蜱、豪猪血蜱(Haemaphysalis hystricis)、越原血蜱(Haemaphysalis yeni)、台岛血蜱(Haemaphysalis formosensis)、龟形花蜱(Amblyomma testudinarium)等。卵形硬蜱、锐跗硬蜱(Ixodes acutitarsus)等为山区种类,中华血蜱(Haemaphysalis sinensis)可能是本区的特有种。

(七) 华南区

该区包括云南南方大部及两广的南部,福建东南沿海及海南、台湾和南海诸岛,主要为热带雨林和季雨林地带。区内蜱类相当丰富。地区性种类,如台湾血蜱(Haemaphysalis taiwana)、亚洲血蜱(Haemaphysalis asiatica)、台岛血蜱、缅甸血蜱(Haemaphysalis birmaniae)、科拉斯血蜱(*Haemaphysalis colasbelcouri*)、豪猪血蜱、距刺血蜱(*Haemaphysalis spinigera*)、板齿鼠血蜱(*Haemaphysalis bandicota*)和拉氏血蜱(*Haemaphysalis lagrangei*)等，爪哇花蜱(*Amblyomma javanense*)和瓦腊花蜱(*Amblyomma varanense*)为该区代表种。

二、我国与SFTS相关常见蜱及其鉴别特征

我国与SFTS关系密切的常见蜱种及其鉴别特征如下。

1. 微小扇头蜱(*Rhipicephalus microplus*)　假头基六边形，须肢粗短。眼小；缘垛付缺，肛沟不明显。足基节Ⅰ～Ⅲ均有粗短的内、外距；爪垫短，不及爪长之半。雄性有尾突，肛侧板长，后缘内角向后伸出成刺突，其外角也略凸出成短钝的刺突；副肛侧板短，外缘弧形凸出，后缘末端尖细。

2. 血红扇头蜱(*Rhipicephalus sanguineus*)　假头基六边形，肛后沟式；雄性盾板侧沟窄长而明显，后端与缘垛相连；后中沟稍宽，不深；肛侧板似三角形，长约为宽的2.5～2.8倍，内缘中部稍凹，其下方凸角不明显或圆钝。雌性盾板长胜于宽，侧沟明显，延至盾板后侧缘。雌、雄足基节Ⅰ内外距约等长。

3. 台湾血蜱(*Haemaphysalis taiwana*)　雌、雄蜱假头基三角形，须肢宽短，第Ⅱ节后外角向外侧显著突出，外缘不与第Ⅲ节外缘连接，之间有缺刻，雄蜱更显著，后侧方形成尖刺；第Ⅲ节背刺细小，腹刺长锥形，伸达第Ⅱ节中部。雄蜱足基节Ⅳ具两根细长，刺状内距，基部两联，长度约等于基节本身的长度，末端尖，两刺状内距的长度相等或一长一短。肛后沟式。

4. 豪猪血蜱(*Haemaphysalis hystricis*)　雌、雄假头基宽短，近三角形；须肢第Ⅱ节略向外侧突出，腹面后缘中央向后突出成宽三角形，第Ⅲ节背刺宽三角形，腹刺锥形、窄长，伸达第Ⅱ节的前1/3～1/2；雄性盾板无侧沟。肛后沟式。

5. 长角血蜱(*Haemaphysalis longicornis*)　雌雄假头基近三角形；须肢第Ⅱ节腹面后缘向后弧形突出，第Ⅲ节腹刺长尖，后端达第Ⅱ节前1/3～1/2，口下板齿式5|5；雄性盾板侧沟窄长且明显，后端封第1缘垛；雌雄足基节Ⅰ内距发达，锥形，Ⅱ～Ⅳ节的三角形，跗节无端齿。肛后沟式，见图4-1。

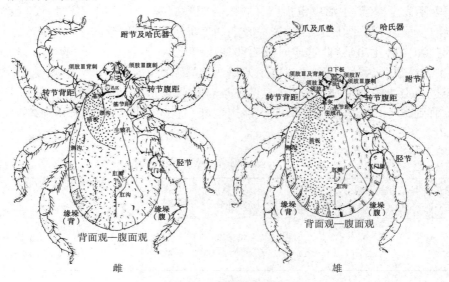

图4-1　长角血蜱鉴定特征图

6. 猛突血蜱（*Haemphysalis montgomeryi*）　雌雄假头基近三角形；须肢粗短，第Ⅲ节腹刺发达，伸达第Ⅱ节中部，雌蜱第Ⅱ节腹面后缘具三角形角突，雄蜱第Ⅱ节腹面后缘具刺状角突；口下板齿式雄蜱6|6，雌蜱6|6～7|7；足基节距、转节腹距均很发达，跗节端齿明显。肛后沟式。

7. 钝刺血蜱（*Haemaphysalis doenitzi*）　假头基近三角形、基突短小，末端钝；须肢第Ⅱ节侧缘有凹陷，腹面内缘刚毛柳叶状、8根，第Ⅲ节腹刺短而钝，略向内斜，约达该2节前缘；雄性盾板侧沟后端封第2缘垛。肛后沟式。

8. 中华硬蜱（*Ixodes sinensis*）　假头基的基突，雄蜱缺如，雌性很短；耳状突明显，短小、圆钝；雄性假头基腹面横脊，向后突出成浅弧形；肛前沟式。足基节后缘无半透明附膜，基节Ⅰ内距长而尖，伸达基节Ⅱ前部；雄性生殖前板长形；中板向后渐宽，后缘圆弧形；肛板前缘圆钝，两侧向后渐宽；肛侧板前宽后窄；爪垫几与爪等长。

9. 日本硬蜱（*Ixodes nipponensis*）　假头基基突，雄性的缺如，雌性的很短；耳状突明显，钝齿状；雄性假头基腹面横脊，向后突出成圆角；肛前沟式。足基节后缘无半透明附膜，基节Ⅰ内距长而尖，雌性的伸达基节Ⅱ前缘，雄性的不达基节Ⅱ前缘；雄性气门板长卵形。

10. 全沟硬蜱（*Ixodes persulcatus*）　假头基基突，雄性的缺如，雌性的很短；耳状突明显，钝齿状；雄性假头基腹面横脊，向后突出成圆角；肛前沟式。足基节后缘无半透明附膜，基节Ⅰ内距长而尖，伸达基节Ⅱ前1/3～1/4；雄性生殖前板长形；中板向后渐宽，后缘圆弧形；肛板前缘圆钝，两侧向后渐宽；肛侧板前宽后窄；雄性气门板短卵形。

第二节　蜱类生态和自然生活史

一、生活史

蜱类为不完全变态，生活史包括卵、幼蜱、若蜱和成蜱4个时期。雌性成蜱吸饱血后离开寄主，经过一段时间才开始产卵，这一时期叫产卵前期（或称孕卵期）。卵产出后经过胚胎发育到从卵中孵化出幼蜱，这段时间叫卵期或孵化期（表4-1）。幼蜱（软蜱科个别种类除外）孵出后经过几天休止期，才找寄主开始吸血，饱血后经一定天数的蜕变期变为若蜱。若蜱再经过吸血再蜕皮变成成蜱（软蜱科种类若蜱又包括2～5个龄期）（表4-2）。从雌蜱开始吸血到下一代成蜱蜕出为一个生活周期即一代。不同时期的长角血蜱形态模式图见图4-2。

表4-1　长角血蜱雌蜱吸血及生殖情况

龄期	吸血前期(d)	吸血期(d)	饥饿体重(μg)	饱血体重(μg)	产卵前期(d)	产卵期(d)	产卵量(枚/雌)
雌蜱	6～10 (7±3.1)	4～5 (4.6±0.1)	2.44～6.08 (4.26±1.82)	10 230～35 600 (20 820±1 090)	5～8 (7±0.2)	12～20 (15.6±0.9)	893～3 275 (2 803±466)

表4-2 长角血蜱幼蜱和若蜱的实验室内吸血情况

龄期	吸血前期(d)	吸血期(d)	蜕皮前期(d)	饥饿体重(μg)	饱血体重(μg)
幼蜱	3～6(4±0.3)	3～4(3.1±0.4)	11～14(12±0.9)	0.96～1.02(0.98±0.02)	320～500(400±10)
若蜱	5～8(7±0.6)	4～7(5±0.2)	15～23(17±0.3)	1.76～2.08(1.8±0.1)	610～680(640±20)

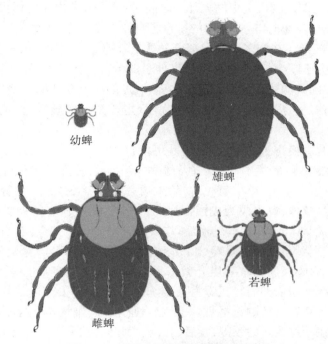

图4-2彩图

图4-2 不同时期的长角血蜱(模式图)

蜱生活史的长短,因种类不同而异。我国分布最广的微小扇头蜱,在华北地区,整个生活史需65～84天,自然界中每年可发生三代。长角血蜱、森林革蜱、草原革蜱和盾糙璃眼蜱等北方常见蜱种,生活周期较长,一年只发生一代。嗜群血蜱生活周期更长,完成一代需要2年。北方林区最常见的全沟硬蜱在实验室25～28℃条件下,需要259～273天才能完成一代;在自然界中,至少需要3年时间,才能完成生活周期,如果幼期在温暖季节后半段取食,或者由于生境条件不佳,整个生活史可延长至5年。

二、吸血习性

蜱类的生长、发育以及生殖都和吸血习性有关。硬蜱科的幼蜱和若蜱在寄主上吸血的时间较成蜱短。一般种类,幼蜱吸血时间需2～6天,若蜱需2～8天,成蜱则需6～20天。蜱的吸血量很大,各期吸饱血后体重可增加几倍到几十倍,最多可达100余倍。幼蜱从卵中孵化后,以及若蜱和成蜱从饱食的幼蜱和若蜱蜕化后,经过一段时间才能叮咬寄主吸血,这一阶段称之为休止期或静止期。蜱类吸血时间长短与季节和环境温度有关。亚洲璃眼蜱雌蜱在羊身上吸血,夏季需58天,而秋季则需9～15天。嗜群血蜱、森林革蜱和全沟硬蜱的幼蜱和若蜱吸兔血,在6～11℃下不易饱血脱落,如将兔移至25～28℃下,则3～5天内全部饱血脱落。硬蜱的一些种类未完全饱血的雌蜱可以重复吸血,但吸血能力随吸血量的增多而降低。亚洲璃眼蜱的幼蜱和若蜱在吸血过程的早期离开寄主,它们所摄食的血液量还不能满足蜕变所需要的消耗量时,它们还会重新叮咬寄主,有再次吸血的能力。

  硬蜱的吸血过程分为预备期、增长期和伸长期等 3 个时期。预备期从叮咬寄主到肠中开始吸入血液为止,通常不超过 12～24 小时。在此期间蜱的体重不增加,甚至因失水而减少 10%～20%。增长期占吸血过程的大部分时间,在这一时期内蜱的体重均匀增加,伸长期是离开寄主前的 12～24 小时,这一时期的特点是身体极度膨大,吸血量多于以前两期之和,体重增加 400%～700%。在许多硬蜱中都可以看到雌蜱在寄生的最后一夜大量吞食血液的现象。这是由于肠壁不断生长,于最后期极度伸长的结果。在摄食期间,蜱类的表皮同时发生变化,吸血过程中随蜱的体积增大而表皮伸展,表皮的干重在此期间增加近 20 倍,表皮的厚度仅增加 1 到 2 倍。表皮的几丁质与其他物质(主要是蛋白质)的比例从饥饿时的 1:8 增加到 1:25。

  蜱在生活史中有更换寄主的现象,根据其更换寄主的次数可分为 4 种类型。①单寄主蜱,发育各期均在一个寄主体上吸血,雌蜱饱血后才落地产卵。如微小扇头蜱(*Rhipicephalus microplus*)。②二寄主蜱,幼虫吸血后,不离开寄主,发育为若虫,若虫再吸血,饱血后离开寄主,落地、蜕皮成为成蜱,寻找另一个寄主吸血者。如囊形扇头蜱、盾糙璃眼蜱。③三寄主蜱,幼蜱、若蜱、成蜱饱血后,均要离开寄主者。如全沟硬蜱、嗜群血蜱、长角血蜱、草原革蜱、边缘革蜱、亚洲璃眼蜱、血红扇头蜱、短小扇头蜱、图兰扇头蜱等。90% 以上的硬蜱为三寄主蜱,蜱媒疾病的重要媒介大多是三寄主蜱。④多寄主蜱,幼蜱、(各龄)若蜱和成蜱以及雌蜱每次产卵前都需寻找寄主吸血,每次饱血后离去。通常软蜱都属多寄主蜱。蜱在寄主的寄生部位常有一定的选择性,一般在皮肤较薄、血管丰富且不易被搔动的部位。例如全沟硬蜱寄生在动物或人的颈部、耳后、腋窝、大腿内侧、阴部和腹股沟等处。微小扇头蜱多寄生于牛的颈部肉垂和乳房,其次为肩胛部。波斯锐缘蜱多寄生在家禽翅下和腿腋部。

三、繁殖习性

  交配与产卵。前肛沟类硬蜱属中许多种类,由于精子细胞在若蜱期已发育完成,所以雄蜱蜕出后 10 天左右即能进行交配,而不需要事前吸血,如全沟硬蜱。但后肛沟类(血蜱、革蜱、扇头蜱等属)雄蜱不能在饥饿状态下进行交配,需要先吸一些血液,待精子发育成熟后,再在寄主身上与雌蜱交配。如草原革蜱雄蜱吸血 4～6 天后在寄主体上爬动寻找雌蜱交配;如未找到雌蜱,则继续叮咬吸血并每隔 1～2 天转移一次,直到找到雌蜱交配为止。雄蜱一生一般能交配 2～3 次。在雌蜱多雄蜱少的情况下,微小扇头蜱雄蜱可交配 7～13 次。正常情况下,蜱类交配后产生的受精卵才能正常发育。但一些硬蜱可以进行孤雌生殖(parthenogenesis),如长角血蜱在自然界中存在着孤雌生殖和两性生殖两种种群。在地理分布上,我国既有两性生殖种群亦有孤雌生殖种群;苏联远东地区主要是孤雌生殖种群。

  蜱类是典型的 r 对策适应者,即以高繁殖率应对复杂严酷环境胁迫,适应结果是个体存活率很低。硬蜱多生活在森林、灌木丛、开阔的牧场、草原、山地等。软蜱多栖息于家畜的圈舍、野生动物的洞穴、鸟巢及房屋的缝隙中。雌蜱受精吸血后产卵,硬蜱一生产卵一次,饱血后在 4～40 天内全部产出,可产数百至数千甚至上万个,因种而异。如璃眼蜱属和花蜱属中有些种类产卵总数可达 20 000 粒以上。软蜱一生可产卵多次,一次产卵 50～200 粒,总数亦达千粒。

第三节 病毒在蜱体内的复制及传播

一、蜱类对 SFTSV 的自然感染

蜱类自然感染 SFTSV 最为普遍，目前已知 4 属 12 种蜱类存在自然感染现象，如血蜱属的长角血蜱、褐黄血蜱（*Haemaphysalis flava*）、台岛血蜱、豪猪血蜱、大刺血蜱（*Haemaphysalis megaspinosa*），扇头蜱属中的微小扇头蜱，硬蜱属中的中华硬蜱、全沟硬蜱、日本硬蜱（*Ixodes nipponensis*）、花蜱属中的龟形花蜱以及革蜱属中的森林革蜱、草原革蜱等。其中，长角血蜱的自然感染最为普遍，达到 74.86%，褐黄血蜱次之（20.2%），日本血蜱的自然率也达到了 4.9%。据韩国的调查结果，长角血蜱等蜱种的最小感染率（MIR）在 2.2%～5.0%（均值 4.5%），不同龄期感染率略有差异，若蜱最高（6.88%），成蜱次之（5.503%），幼蜱最低（0.7%）。显然，目前的媒介生物调查不能排除上述之外的蜱种携带或自然感染 SFTSV 的情况，对此还有待进一步明确。

二、蜱类作为 SFTS 的传播媒介的判定

尽管有 10 种以上的蜱类及其媒介节肢动物具有自然感染 SFTSV 的报道，然而并非所有的节肢动物都能传播 SFTSV。研究表明，蚊类、蠓类已被证实不具备传播 STFSV 的能力，因而，从媒介生物学的角度来看，能够自然感染 SFTSV 是传播该病毒的前提，但绝不意味着具备传播能力。近年来，针对 SFTSV 的传播媒介的确认方面，主要从以下几个方面开展了工作：①自然感染证据，正如上述，已有 4 属 12 种蜱类已证实携带了 SFTSV，有的还获得了病毒分离培养证据，可见，SFTSV 在蜱类的自然感染证据是比较充足的。②实验传播证据，通过人工感染使潜在的媒介生物（如长角血蜱）感染，然后再利用阳性感染 SFTSV 的媒介生物叮咬敏感宿主动物，观察宿主动物感染 SFTSV 的能力。感染长角血蜱通常最通用的方法是建立动物模型，譬如敏感的 BALB/c 小鼠，然而在实际操作中，因为 SFTSV 对小鼠的感染通常是一过性的，小鼠的病毒血症期很短，很难使其体表吸血的长角血蜱感染；因而，在实验室内，通常采用人工注射或浸渍的方法，人工注射通常用 $1\sim2~\mu L$（$1\times10^{5\sim9}$ PFU）病毒悬液通过肛门、口器等自然孔径注射，对于注射困难、易导致死亡的若蜱或幼蜱感染，通常采用浸渍的方法进行，一般浸渍为 3 次×10 分/次。同时，也可以通过感染 SFTSV 的细胞分散液＋抗凝血组成的混合血餐方式，通过动物皮膜或人工硅胶膜（厚度<90 μm）进行离体饲喂。待血餐完全消化后，可通过蜱类涎腺、血淋巴等检测的方法确定试蜱的感染情况。庄璐（2018）、胡媛媛（2020）通过实验传播证实了长角血蜱经期、经卵传播 SFTSV 的能力，验证了中华硬蜱经卵传播 SFTSV 的能力，否定了全沟硬蜱作为 SFTSV 传播媒介的可能性。感染长角血蜱涎液及被叮咬实验动物中 SFTSV 的成功培养和阳性检测结果，形成了 SFTSV 通过媒介长角血蜱传播的证据链。③三间分布的一致性：我国的 SFTS 已知可分布华北、华中和华南 3 个地域带：大别山区，关联河南、安徽、湖北等省；胶东半岛；山东省胶东半岛以外地区。2017 年已报告 SFTS 分布 18 个省市，主要包括黑龙江、吉林、辽宁、北京、河北、江苏、

浙江、安徽、河南、山东、福建、湖北、湖南、江西、陕西、四川、贵州、云南,在山西、广西、新疆和甘肃也有类似病例报道,台湾地区近期已有病例报道。这些地区均有长角血蜱分布,其差异因环境不同表现出不同程度的优势度。其中,病例集中的河南($0.91/10^5$)、山东($0.73/10^5$)、湖北($0.53/10^5$)、安徽($0.38/10^5$)、辽宁($0.27/10^5$)、浙江($0.20/10^5$)和江苏($0.12/10^5$),其长角血蜱的优势度相对明显。另外,在季节分布上,SFTS在河南、安徽和湖北等省集中发生地,其高峰为5~7月;山东东部为6~7月,辽宁北部为7~8月,这同长角血蜱的高峰季节比较吻合。该病病例的季节分布,一方面是人群户外活动在该季节显著频繁,如农耕、采茶、除草、野营、狩猎等,无疑增加这类人群对媒介蜱类的暴露。另一方面,该季节中媒介蜱类和寄主动物的密度增加和活动旺盛也显著增加了人群暴露的概率。事实上,病例的季节分布特征同蜱类密度波动及峰值密切相关。通过病例关联发现,病例密切相关的暴露因子是蜱类叮咬史达到对照的4.5~6倍,此外,与蜱类叮咬密切相关的养牛、养羊和割草行为也成为SFTS的危险因素。最后,在人群分布上,SFTS的发病率随年龄增加而增长,50岁左右为高危年龄(1~93岁),这一年龄特征与当前国内从事农牧业和山区、乡村居住的人口特征比较吻合,年轻人大中城镇求学、务工的职业特点降低对主要媒介蜱类暴露的风险。

④处置措施的有效性:我们的研究结果表明,经过2年的禁牧措施,山东和浙江的长角血蜱种群数量和自然感染率明显下降,样地周边的人群感染情况显著改善,这显示了在媒介蜱与宿主动物共存的环境条件下,因偶然的阳性蜱迁入所引发的SFTSV传播概率较低,通过及时的现场监测和人工干预(如化学灭蜱)措施等予以消除是极有可能的。

三、SFTSV在蜱体内的传播

蜱类对病毒的传播,与其独特的生物、生态学习性密不可分。首先,蜱类的寄主种类多样,一般需要更换2~3次寄主才能完成其生活史,这为病毒提供了丰富的来源和选择契机。其次,蜱类对血餐的消化通常以细胞内吞(endocytosis)形式在中肠细胞内进行。这种独特的消化方式,使得病毒更易入侵蜱类中肠组织,继而感染血淋巴、涎腺或卵巢(精巢)等组织和器官。再者,蜱类涎腺具备较强的回收和再生能力,可耐受不同发育期间蜕皮所引起的组织溶解与再造胁迫。涎腺感染不仅可引发蜱媒病毒跨越不同发育期的经期传播(transstadial transmission,TST),亦可导致不同吸血个体间的共同吸血传播(cofeeding transmission,CFT),再加上,成蜱卵巢(精巢)感染后引起的代际间经卵传播(transovarial transmission,TOT)使蜱媒病毒传播途径呈现多样化特征,为其实现宿主种群有效扩张提供了生理基础。除此以外,蜱类吸血方式独特,吸血时间长(可达8天)且血餐量大(超过自身体重的50~1000倍)。蜱类口器撕破真皮及微血管后,渗出的血液汇成血池(pool)后方可吸血;为维持血池内血液活性和持续的吸血活动,蜱类涎腺还需向血池中注入含有舒张血管、抗凝及抗炎等活性成分的涎液,蜱类血餐吸食和涎腺分泌必须按一定的时间间隔(5~30秒)交替进行,正是借助这一吸血特性,蜱媒病毒得以随涎液进入宿主动物(人)。

作为一类颗粒极小、结构简单、高度寄生的非细胞型微生物,蜱媒病毒还必须充分适应来自媒介蜱和宿主动物各自不同的宿主细胞环境,完全依赖宿主细胞发达的能量和物质代谢系统完成其侵入、合成、组装以及释放等一系列生物学过程。蜱体内的病毒也必须突破蜱类中肠、血淋巴、涎腺、卵巢等器官的层层屏障,才能感染新的宿主动物。这些屏障包含感染屏障(infection barrier)和释放屏障(release barrier),涎腺释放屏障是病毒在蜱体内的最后一道屏障,只有突破涎腺释放屏障随涎腺分泌活动进入涎液,蜱媒病毒才能感染新的宿主动物。因此,蜱类分泌涎液是决定蜱媒病毒能否传播至宿主动物(人)的关键所在。

多种病毒存在笼络外泌体生成途径的扩散方式。外泌体是一种由细胞内酶体(endosomal path)途径生成、在电镜下呈杯托状结构、直径在 30~200 nm,可通过多糖、蛋白质、核酸等物质运输、在细胞间交流信息并调控靶细胞功能的囊泡体(vesicles)。外泌体最初被认为仅仅是细胞内排泄代谢废物或老化细胞器的元件而已。后来,随着对外泌体内含物和胞膜成分解析的不断深入,外泌体通过多糖、蛋白质、核酸等活性物质的运输,作为细胞间信息通讯(intercellular communication)的功能也逐渐明晰。近年来,宿主细胞内承担物质运送和能量代谢的囊泡系统(vesicles system),不仅被证实参与了宿主细胞外泌体的生成,还可能被病毒诱拐或劫持,以完成其核酸复制、蛋白合成组装及释放过程。因而,外泌体又被称为伪装病毒的特洛伊木马(Trojan horse)。这种诱拐或劫持宿主细胞外泌体生成途径扩散病毒的方式,被认为是病毒最经济、最高效的传播方法和生存策略。利用外泌体生成途径,病毒的整体或部分核酸、膜蛋白及受体细胞调控小分子(mRNA、miRNA、ncRNA、cirRNA 等),甚至完整病毒颗粒得以从宿主细胞中释放并扩散或传播至新的受体细胞或宿主动物。病毒利用外泌体进行扩散和传播具有以下几点优势:①包括蜱类涎腺在内的多种类型的宿主细胞可以产生外泌体,并且外泌体广泛分布在涎液、血淋巴、乳汁、血浆和尿液等体液或分泌物中。美洲花蜱(Amblyomma americanus)涎腺不仅可以形成外泌体,而且外泌体上膜融合蛋白机器 v-SNARES 的标记蛋白(synaptobrevin),被证实同涎液的止血活性密切相关。无独有偶,Zhou 等(2018)也在蜱卵细胞 ISE6 培养液中发现外泌体的存在,并且外泌体上的热休克蛋白 HSP70 被证实同宿主动物的蜱叮咬部位的纤维蛋白溶酶原活动过程相关。②外泌体所具备的脂质双层膜含有鞘磷脂、磷脂酰丝氨酸、胆固醇、神经酰胺等成分,可保护包括病毒蛋白或病毒颗粒等在内的内含物不受中和降解或侵蚀,使病毒得以通过长时间、长距离的胞外运输仍保持遗传物质的稳定性和感染力。③外泌体的膜蛋白除了包含膜转运蛋白(flotillin-1、flotillin-2)、融合蛋白(GTP 激酶、膜联蛋白、Rab 蛋白家族等)、跨膜蛋白(CD9、CD63、CD81、CD82 等)、热休克蛋白家族(HSP60、HSP70、HSP90 等)等必需的结构蛋白外,还可插入并重组与病毒感染相关的膜定殖蛋白,如外囊膜蛋白 glycoproteins(Gn/Gc)、内囊膜蛋白 nonstructural protein(NSs)以及受体蛋白等,从而帮助病毒将核酸复制体准确定位在囊泡系统的内膜表面,然后通过囊泡外囊膜蛋白或多糖等配体识别受体细胞。④外泌体在运输病毒或病毒元件的同时,还通过转运功能蛋白、核酸(DNA、lncRNA、miRNA、mRNA、cirRNA、miRNA 等)或转录因子等活性分子,向受体细胞传送病毒入侵所需的调控信息,进而刺激受体细胞,调控机体免疫或细胞凋亡,实现免疫逃逸和成功入侵。⑤同时,在形成外泌体的过程中,囊泡分拣蛋白如转运必需核内复合物(endosomal sorting complex required for transport,ESCRT)及其介导的分拣包装途径,也为病毒实现其个性化定制包装提供了便利。可见,媒介蜱类涎腺外泌体生成途径可能在介导 SFTSV 病毒传播中发挥关键作用。

四、SFTS 病例发生的环境因素

2017~2020 年山东省 SFTS 发生病例 658 例,年发病率 0.87/100 000,病死率 11.7%(9.5~12.3)。其中,胶东半岛病死率高于泰山周边地区(表 4-3)。

表 4-3　山东省 2017～2020 年 SFTS 发病情况统计表

变量	胶东半岛	泰山周边地区
确诊病例数(例)	369	289
发病率(/10^5)	0.91	0.15
年度变化率(95％可信区间)	18.9(10～28.5)	31.6(27～36.4)
死亡病例数(例)	185	107
病死率(％)(95％可信区间)	12.3(10.7～14)	9.5(7.9～11.4)
年龄中位数(岁)	64(55～71)	63(55～71)
性别比	0.934	1.012
发病到住院时间(天)	6(4～9)	6(4～8)
发病季节(月)	May-August	May-August

将长角血蜱因素纳入后,SFTS 病例的发生同社会环境因素和生态环境因素密切相关。其中,依据梯度增强回归树算法 2017～2020 年 SFTS 的发生与估计之间的 AUC 值分别为 0.956、0.930、0.942 和 0.958,表明梯度增强回归树算法可较好地拟合 SFTS 的发生,对该病例发生的危险度具有良好的区分能力。依据梯度增强回归树算法模型,病例的海拔、长角血蜱大于 0.5 的出现概率、年均温、夏季降雨、水体占比、鼠形动物分布丰富度、冬季降雨以及季节温度变化强度对于 SFTS 病例出现的累积贡献大于 73.12％。不同的变量对于 SFTS 病例出现概率表现出不同的反应曲线。具体而言,海拔在 100 m 处出现拐点,低于 100 m 的地区,SFTS 的发生随海拔的升高而升高,高于此值则逐渐减低,直至为 0(2 500 m)。年均温的拐点出现在 17℃,12.5～17.5℃为 SFTS 发生的适宜年均温范围。SFTS 的发生概率同年降水量呈 V 形曲线反应,年降雨量 1 600 mm 出现 SFTS 的发生峰值,年降雨量为 700～2 250 mm 的降雨水平地域为 SFTS 发生的高危地域。此外,年均相对湿度 63％～82％也适宜 SFTS 的发生,峰值出现在年均相对湿度 77％的地域(表 4-4)。

表 4-4　山东省 2017～2020 年 SFTS 病例周边环境状况分析表

变量	贡献度	方差
海拔(m)	18.29	3.21
长角血蜱出现概率(％)	11.57	2.48
年均温(℃)	10.58	1.66
夏季降雨(mm)	8.72	2.13
水体占比(％)	6.79	1.18
鼠形动物丰富度(种/平方千米)	6.24	1.63
冬季降雨(mm)	5.73	1.67
季节温差均数(℃)	5.29	1.82
水浇地(％)	4.79	1.59
旱季降水(mm)	4.52	1.79
其他林地(％)	3.41	1.99
家畜存栏量(头/千米)	2.82	0.98
人口密度(人/千米)	2.17	0.719

（续 表）

变量	贡献度	方差
针叶林占比(%)	2.08	0.39
阔叶林占比(%)	2.02	0.49
建设用地(%)	1.99	0.67
雨养地(%)	1.97	0.49
草地(%)	1.02	0.38

五、发热伴血小板减少综合征媒介蜱类适生生态位及影响因素

依据生态位最大熵模型（maximum entropy model，MaxEnt）算法，将长角血蜱出现概率 0.5 作为阈值，发现年均温、一月平均降水量、植被差异归一化指数 NDVI、海拔的反应与长角血蜱的出现密切相关，这 4 个因素对长角血蜱出现的累积贡献率超过 84.1%，显示其对长角血蜱出现的决定性作用。其中，适于长角血蜱出现（出现概率大于 0.5）的适宜范围，包括年均温的范围在 11.6~12.8℃，一月均降水量在 5.5~7.8 mm，植被差异归一化指数为 0.32~0.75，海拔在 80~420 m。以上结果表明长角血蜱的分布同生态环境因素密切相关（图 4-3），因而，SFTS 的自然疫源性特征十分显著。在野外自然环境中，长角血蜱的发育

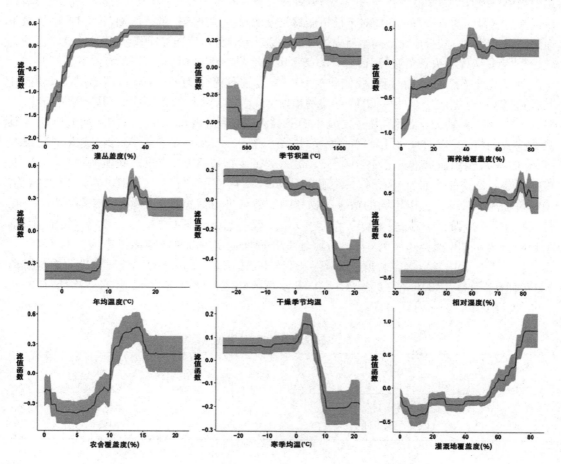

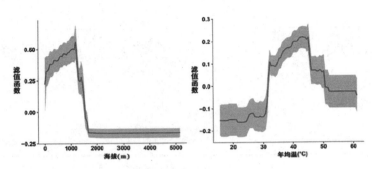

图 4-3 长角血蜱适生生态位预测模型 MaxEnt 的参数估计

周期为 76~138 天,通常以饱血若蜱越冬,一年内有 2 个高峰期,在 4~5 月份为成蜱高峰期,另一个高峰期为 8~10 月份,在我国南北方差异较大,依据纳入媒介长角血蜱的这些特征,可对 SFTS 的时空热点特征进行分析与预测。

六、基于发热伴血小板减少综合征传播阈值概率模型与数值模拟

本研究选择了胶东半岛作为样地,对 SFTS 病毒的传播情况进行深入研究,首先对该地区的优势媒介蜱种进行了现场调查。结果表明,2017—2019 年样地的长角血蜱密度水平呈逐年递增趋势,其中,幼蜱多发生在 5~8 月份,若蜱随之发生在 8 月至 10 月上旬;若蜱及幼蜱的增长量最为显著,与此同时,寄主动物对于长角血蜱密度的影响是决定性的。因而,我们推断,从长角血蜱与寄主动物叮咬吸血循环的生活史过程的传播动力学分析,可能是明确 SFTS 传播阈值的有效捷径,也是有效解决长角血蜱引起 SFTS 传播或流行最小感染率阈值范围的有效方法。

为了简化 SFTS 传播过程,我们将蜱叮咬传播过程简化为两个阶段,即①蜱类繁殖、叮咬吸血、饱血脱落、感染阶段;②宿主动物被叮咬、感染、康复阶段。因而 SFTSV 的传播亦可纳入下述传播动力学过程,其主要发生的事件及其概率(表 4-5)。根据前期流行病学监测数据我们将 SFTS 的参数修订为宿主动物死亡率 $\beta(0.2)$、环境容量 $M(20$ 只$/km^2)$、染蜱率 $\hat{A}(0.02)$;长角血蜱的死亡率 $\hat{\beta}(0.75)$、最大蜱寄生指数 $K(120/$只$)$、吸血率 $A(0.07)$;发热伴血小板减少综合征病毒的基本繁殖率 $R_0(1.372)$、宿主对蜱的传播率 $b(0.01)$、蜱对宿主的传播率 $\hat{b}(0.01)$。以不同的宿主动物和蜱的数量进行数据拟合,传播效率对 SFTSV 在蜱与宿主动物间的影响见表 4-6。结果显示,发现引起 SFTSV 传播($P=0.5$)的阳性宿主动物阈值为 1.28,蜱类阈值为 57.9,按照环境容量推定宿主动物阈值感染率为 0.64%(95% CI,0.64%~1.12%)、蜱类阈值感染率 0.24%(95% CI,0.24%~0.257%),进而推定游离蜱的阈值感染率为 0.58%(95% CI,0.38%~0.65%)、寄生蜱的阈值感染率为 1.39%(95% CI,0.68%~6.45%)。

表 4-5 SFTSV 传播过程及其发生概率

初始值(D_S, D_I, A_S, A_I, H_S, H_I, H_R) 分段过程	发生概率	释义
D_S+1, D_I, A_S, A_I, H_S, H_I, H_R	ρA	易感蜱繁殖
D_S-1, D_I, A_S+1, A_I, H_S, H_I, H_R	$\alpha H/(1+A) D_S$	游离蜱的吸血

(续 表)

初始值(D_S, D_I, A_S, A_I, H_S, H_I, H_R)分段过程	发生概率	释义
D_S+1, D_I, A_S-1, A_I, H_S, H_I, H_R	δA_S	易感蜱成功饱血后脱落
D_S-1, D_I, A_S, A_I+1, H_S, H_I, H_R	νD_S	易感蜱死亡
D_S, D_I-1, A_S, A_I+1, H_S, H_I, H_R	$\alpha H/(1+A) D_I$	感染蜱的吸血完成
D_S, D_I+1, A_S, A_I-1, H_S, H_I, H_R	δA_I	易感蜱的成功脱落
D_S, D_I-1, A_S, A_I, H_S, H_I, H_R	νD_I	感染后脱落蜱的死亡
D_S, D_I, A_S-1, A_I+1, H_S, H_I, H_R	$\beta H_I(A_S/N)$	易感蜱吸血后的感染
D_S, D_I, A_S, A_I, H_S-1, H_I+1, H_R	$\sigma A_I(H_S/N)$	易感宿主动物的感染
D_S, D_I, A_S, A_I, H_S+1, H_I, H_R	μN	易感宿主动物的出生
D_S, D_I, A_S, A_I, H_S-1, H_I, H_R	μH_S	易感宿主动物的死亡
D_S, D_I, A_S, A_I, H_S, H_I-1, H_R	μH_I	感染宿主动物的死亡
D_S, D_I, A_S, A_I, H_S, H_I-1, H_R+1	γH_I	感染宿主动物的康复
D_S, D_I, A_S, A_I, H_S, H_I-1, H_R-1	μH_R	康复宿主动物的死亡

表 4-6 SFTSV 传播概率与长角血蜱传播效率之间关系

参数		20%下调传播率 $b=0.008$	基准传播率 $b=0.01$	20%上调传播率 $b=0.012$
$Host_0$	$tick_0$	$P/P_{approximated}$	$P/P_{approximated}$	$P/P_{approximated}$
trial	0	0.377 2/0.378 5	0.452 7/0.450 5	0.492 6/0.490 3
0	1	0.008 9/0.009 1	0.017 8/0.011 9	0.018 1/0.019 2
1	1	0.402 3/0.403 7	0.455 9/0.457 0	0.479 2/0.481 1
2	0	0.571 1/0.599 2	0.690 2/0.698 1	0.713 1/0.709 4
0	2	0.028 3/0.026 9	0.035 8/0.023 6	0.043 2/0.046 7
2	2	0.693 2/0.699 7	0.710 1/0.705 2	0.730 6/0.737 6
3	0	0.798 0/0.801 4	0.829 8/0.834 1	0.832 5/0.841 7
0	3	0.037 1/0.036 9	0.041 0/0.035 2	0.043 2/0.042 5
3	3	0.889 4/0.867 2	0.839 1/0.839 9	0.827 5/0.829 1

以 SFTSV 为例,本研究选择了山东青岛和浙江舟山地区两块样地,分别采用禁牧和灭蜱措施的方法进行人工干预,经过连续 2 年的观察,我们对样地长角血蜱的自然感染率情况进行了调查,以长角血蜱的种群数量和自然感染率作为 SFTS 传播的风险指标,结果显示,经过 2 年的禁牧措施,山东和浙江的长角血蜱种群数量和自然感染率明显下降,样地周边的人群感染情况显著改善(图 4-4),这显示了在媒介蜱与宿主动物共存的环境条件下,因偶然的阳性蜱迁入所引发的 SFTSV 传播概率较低,通过及时的现场监测和人工干预(如化学灭蜱)措施等予以消除是极有可能的。反之,由阳性宿主动物迁入引起的传播发生概率较高,形成有效的传播链条概率极大。因而,针对 SFTS 的防控措施,需以宿主动物为关键靶标而并非杀灭蜱类全部种群。

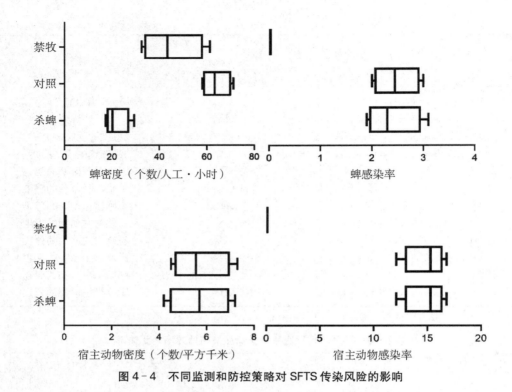

图 4-4 不同监测和防控策略对 SFTS 传染风险的影响

第四节 媒介蜱的监测与防治

一、蜱类监测

（一）游离蜱监测

采用拖旗法进行，以标准规格 60 cm×90 cm 的法兰绒白布在草地或灌木丛中摆动或拖拉，检视绒布上有无蜱类附着。

（二）小动物携带蜱类的监测

伴随小动物监测，将捕获的小动物先用乙醚或氯仿熏蒸或杀死，然后置于白色搪瓷盘中，检视体外寄生蜱类。也可将活的小动物，如蛇、龟、鼠、刺猬、兔等，置于铁丝笼中，铁丝笼要放在盛有浅水的白色搪瓷盘上方，等其饱血后自然脱落。注意在搪瓷盘周缘涂抹凡士林或粘胶，以防逃逸。捕获的小型野生动物如已死亡，则须放在白色的布袋内带回，以免逃逸。同时检查布袋内落下的蜱。检查小动物体外寄生蜱时，可用小镊子拨开体毛，沿毛根逆向推进检查全身，尤需注意耳壳、足趾间及尾根、会阴等处。对猎取的鸟类，用小镊子逆其羽毛检查，要注意眼圈、喙角、颈部、腿根及翼部。对爬行类如蛇、龟、圆鼻巨蜥（Varanus salvator）等两栖类应着重检查头部和身体背面，生有鳞片者还要拨开鳞片仔细检查。

（三）动物巢穴及其附属物上蜱类采集

根据蜱类的活动和隐蔽特点，注意对家畜圈舍、狗窝、洞穴、鸟巢、鸡窝以及蝙蝠洞等场所进行检查；检查畜圈时，要注意木栏、墙缝、石块及树皮下栖息的蜱类。有时也将动物巢穴浮土及铺垫物掏出，置于白色搪瓷盘中检视，对于洞穴中的蜱类也可采用真空泵抽气法进行采集。

（四）家畜体表寄生蜱监测

在家畜和野生大型哺乳动物体上，要注意检查容易被叮咬的部位，如耳壳、眼睑、颜面、口周、颈部垂肉、腋下、腹部、乳房、会阴、肛周、股内侧、尾根等。可用手摸法（scratching technique）并伴随观察的方法进行。在寄主动物身上寄生的蜱，采集时假头易被拔断，故须轻轻摇动，然后顺势拔下。必要时可先涂以氯仿、乙醚等药物，待其麻醉后再行拔出，2019年美国的专利去蜱软膏即以苯唑卡因和凡士林为成分，据报道效果不错。

（五）诱集监测

诱集监测主要包括：

1. 活动物诱集法　将动物置于笼中放置于地面或略微悬挂，在周围地面铺上绒布或黏附纸进行采集。

2. CO_2诱集　一般采用干冰诱集。方法是将干冰置于地面上，并于干冰上方覆盖一面60 cm×90 cm的法兰绒白布进行采集，如条件限制，可用微型CO_2钢瓶缓慢释放代替干冰。新近报道将CO_2缓释微管缝入布旗提高采蜱效率。

3. 性激素诱集　最近美国报道一种蜱类性激素诱芯，可诱集500米范围的蜱类，大大提高监测效果。

注意事项：①用于形态鉴定的标本需注意挑选完整、洁净的标本。②用于病原分离的标本需注意避免污染，尽量活体保存，亦可根据实验需要采用商业化的保存液。③采集时要做好个人防护，避免被叮咬并做好详细记录。

二、蜱类防治

（一）"5R"防治策略

1. 了解（Read）　认真了解蜱类生物生态学常识以及对人畜的危害风险。

2. 减少（Reducing）　尽量避免进入蜱类孳生区域或接触染蜱动物（含宠物），减少蜱类暴露风险。

3. 浸泡（Resin）　必须进入蜱类孳生区域时，使用药物（除虫菊酯类及其复配药物）浸泡衣物，并正确穿戴。

4. 驱避（Repellent）　穿戴衣物后，尚需对领口、袖口、裤脚、下摆等以及颈、手等外露体表涂抹驱避剂（如DEET或羟哌酯等）。

5. 拔除（Remove）　进入蜱类孳生区域时要定期（1~2小时）自检或互检并及时去除黏附在衣物或皮肤上的蜱类，勿忘所携带的宠物和器具的去蜱处理；如发现蜱类叮咬人体或宠物，一定要及时拔除。拔除时需贴紧皮肤并夹紧蜱类假头，垂直并果断拔除，避免假头折断或蜱体破裂。

（二）防治方法

防治原则主要以个体防护为主，结合环境防治、化学防治等综合防治措施，以达到降低蜱的孳生密度、减少蜱类吸血危害、控制蜱媒病流行的目的。

1. 个体防护　警示牌的设置：在蜱媒病疫源地入口或蜱密度较高场所入口，设置警示牌警告人们进入。

个体防护：进入有蜱孳生或栖息场所，领口、袖口和裤腿要扎紧，头用布包紧或戴帽。最好穿白色长布袜，裤脚塞进长袜内，颈围白毛巾，穿长靴，可减少蜱爬上身。条件许可可穿着经药物浸泡的衣物或在领口、袖口、裤脚等处喷涂0.2％敌百虫水溶液或0.5％氯菊酯等除虫菊酯乙醇溶液；颈、手等外露体表，可涂抹避蚊胺或邻苯二甲酸二甲酯等驱避剂，有一定驱杀作用。野外工作1～2小时须自检或互检，并及时去除衣物沾上的蜱类；离开蜱孳生环境时，应相互检查及时除掉侵袭的蜱，勿将蜱带出疫区；就寝前更要脱去内衣仔细检查，如发现有蜱叮咬，可轻拔之，不可用力过猛，以免拔断将蜱头部留在皮内。如有条件，可用乙醚、氯仿或油类麻醉蜱后，用镊子拔除，效果会更好。

畜体蜱防治：人工刷抹或采摘能消除部分蜱的寄生。

2. 环境防治　环境防治是蜱防治的基础。草原地带采用牧场轮换和牧场隔离办法灭蜱。农区结合垦荒，清除灌木杂草，清理禽畜圈舍，堵洞嵌缝以防蜱类孳生。森林地区电网隔离，限制血源动物进入，降低媒介蜱种密度和数量。①牧地轮换：采取牧地轮换制，国外已广泛采用。在我国部分牧区已推广应用。②牧场或农场电网隔离：此方法在国外莱姆病防治中已广泛应用，防治效果优于化学杀虫剂的使用。③移走蜱的主要寄主动物：其防治原理类似电网隔离。④垦荒种地：结合荒地开发、播种饲料作物、烧荒等农业措施，改善草原环境，可减少蜱的孳生。⑤改善居住环境：首先应将禽畜的舍窝搬离人房，并保持适当距离；然后是经常清洁圈舍，堵塞畜厩内所有缝隙和洞，创造不利于蜱生活和繁殖的条件。

3. 化学防治　牲畜定期药浴灭蜱是最常用的方法；设置浸药布袋和投放浸药棉球是让寄主动物接触杀虫剂既能灭蜱又能减少环境污染的好方法。同时，对蜱类栖息及越冬场所使用杀虫剂处理，但要注意保护环境。常用药剂有残杀威（propoxur）、噁虫威（bendiocarb）、西维因（carbaryl）、毒死蜱（chlorpyrifos）、甲基毒死蜱（chlopyrifos-methyl）、地亚农（diazinon）、甲基嘧啶磷（pirimiphos-methyl）、马拉硫磷（malathion）、氯菊酯（permithrin）、溴氰菊酯（deltamethrin）、氯氰菊酯（cypermithrin）、顺式氯氰菊酯（alpha-cypermethrin）、zeta-氯氰菊酯（zeta-cypermethrin）、氟氯氰菊酯（cyfluthrin）、氟氯苯菊酯（flumethrin）、联苯菊酯（bifenthrin）、吡虫啉（imidacloprid）等。常用的投药方法包括：①畜体涂药：选用低毒杀虫剂直接在畜体施药杀灭寄生蜱。药物首选氟氯苯菊酯、双甲脒、蜱虱消，因该化合物经皮毒性较小，对皮肤基本上无刺激性。②颈圈或围脖用药：可在犬和牲畜颈部套上浸药项圈。10％吡虫啉或4.5％氟氯苯菊酯浸泡颈圈可具有8个月的药效。③牲畜药浴：在畜圈附近设置药池，当牲畜回圈时，先经过药池，达到杀灭附着在畜体身上蜱的目的，此方法已被广泛应用。④药包（bait boxes）的设置：因食草野生和家养动物，头部易受蜱叮咬，附着的蜱较多，利用动物生活习性，让动物主动接触杀虫剂，达到杀灭寄生蜱的目的。

室内滞留喷洒：用手压喷雾器等对墙缝等蜱孳生栖息场所直接喷药，滞留药物直接毒死蜱类。

野外蜱栖息场所喷药：可进行常量、超低容量或热烟雾喷杀，超低容量或热烟雾具有穿透力强的特点，对于缝隙或洞穴的蜱类效果很好。

信息素辅助杀灭（pheromone assisted control）：可使用2,6-dichlorophenol等爬登信息素（mounting pheromones）作为蜱缓释剂（tick decoy）或尾标签样缓释剂（tail tagged decoy），将有害蜱类诱集后杀灭，然后降低蜱类密度和繁殖力。

激素辅助杀灭(hormone assisted control):利用烯虫酯(methoprene)、氟虫氰(fipronil)等生长调节剂 IGR 以及蜕皮酮(ecdysteroids)及其衍生物来调节蜱类的生长发育与繁殖力以达到控制蜱类密度的目的。该技术的控制作用具有一定的种属特异性,选择性强,仅对部分蜱种有效。

4. 其他　生物防治:捕食性天敌如鸟、寄生蜂[膜翅目小猎蜂属(Hunterrellus)和嗜蜱蜂属(Ixodiphagus),如虎克小猎蜂(Hunterrellus hookeri)、德州嗜蜱蜂(Ixodiphagus texanus)等]、猎蝽(Reduviidae)等;寄生性微生物包括拉氏西地西菌(Cedecea lapagei)、11 种曲霉(Aspergillus)、3 种白僵菌(Beauveria)、3 种镰刀菌(Fusarium)、1 种瓶梗青霉(Paecilomyces)和 3 种轮枝孢菌(Verticillium)、绿僵菌(Metarhizium anisopliae)、苏云金杆菌(Bacillus thuringiensis)、真菌、线虫(Steinernema)等;均有用于蜱类防治的研究报告。

(孙　毅　王　宁　江佳富　曹务春)

主要参考文献

[1] Masayuki Saijo. Severe Fever with Thrombocytopenia Syndrome [M]. Singapore:Springer Nature Singapore Pte Ltd,2019.

[2] 陈泽,杨晓军. 蜱的系统分类学[M]. 北京:科学出版社,2021.

[3] 刘敬泽,杨晓军. 蜱类学[M]. 北京:中国林业出版社,2013.

[4] S. Oh, Jeong-Byoung Chae, Jun-Gu Kang, et al. Detection of severe fever with thrombocytopenia syndrome virus from wild animals and Ixodidae ticks in the Republic of Korea [J]. Vector borne zoonotic dis,2016,16(6):408-414.

[5] Liang S-Y, Chu H-L, Guo X-L, et al. Experimental infections of mosquitoes with severe fever with thrombocytopenia syndrome virus [J]. Infect Dis Poverty,2017,16(1):78.

[6] Zhuang L, Sun Y, Cui XM. Transmission of severe fever with thrombocytopenia syndrome virus by haemaphysalis longicornis ticks, China [J]. Emerg Infect Dis,2018,24(5):868-871.

[7] Hu YY, Zhuang L, Liu K, et al. Role of three tick species in the maintenance and transmission of severe fever with thrombocytopenia syndrome virus [J]. PLoS Negl Trop Dis,2020,14(6):1-13.

[8] Liu K, Cui N, Fang L-Q, et al. Epidemiologic features and environmental risk factors of severe fever with thrombocytopenia syndrome, Xinyang, China [J]. PLoS Negl Trop Dis,2014,8(5):e2820.

[9] Liu K, Zhou H, Sun R-X, et al. A national assessment of the epidemiology of severe fever with thrombocytopenia syndrome, China [J]. Sci Rep,2015,5:9679.

[10] Silvas JA, Popov VL, Paulucci-Holthauzen A, et al. Extracellular vesicles mediate receptor-independent transmission of novel tick-borne Bunyavirus [J]. J Virol,2016,90(2):873-886.

[11] Sun J, Lu L, Wu H, et al. The changing epidemiological characteristics of severe fever with thrombocytopenia syndrome in China, 2011-2016 [J]. Sci Rep,2017,7(1):9236.

[12] Zhan J, Wang Q, Cheng J, et al. Current status of severe fever with thrombocytopenia syndrome in China [J]. Virol Sin,2017,32(1):51-62.

[13] Zhao L, Cui XM, Jia N, et al. Distribution of haemaphysalis longicornis and its infected agents:A pooled analysis of China field survey and global published data [J]. Lancet Planet Health,

2020,(4):e320-e329.

[14] Sato Yukiko, Mekata H, et al. Isolation of severe fever with thrombocytopenia syndrome virus from various tick species in area with human severe fever with thrombocytopenia syndrome cases [J]. Vector borne zoonotic dis, 2021,25(5):378-384.

[15] Anne Wangombe, M Anderson, T Britton. A Stochastic epidemic model for tick borne diseases: Initial stages of an outbreak and endemic levels [D]. Stockholm: Stockholm University, 2009.

[16] Yun Seok-Min, Lee Wook-Gyo, et al. Severe fever with thrombocytopenia syndrome virus in ticks collected from humans, South Korea, 2013 [J]. Emerg infect dis, 2014, 20 (8): 1358-1361.

[17] 邓国藩,姜在阶. 中国经济昆虫志. 第三十九册·蜱螨亚纲·硬蜱科[M]. 北京:科学出版社,1991.

第五章
临床表现、实验室检查、诊断和治疗

SFTS 以非特异性的前驱症状起病,包括发热、乏力、头痛、肌痛、关节痛和头晕等,发病早期容易被忽视,但一旦进展后,迅速出现多脏器功能受损,如不及时救治,病死率高。因此了解该病的临床规律和诊治原则显得尤为重要。

第一节 临床表现

一、临床表现

SFTS 是一种蜱传疾病,被蜱叮咬后的潜伏期一般为 6~14 天(平均 9 天)。SFTSV 感染的典型病程具有 3 个临床阶段。第一阶段是"发热期",其特征是流感样症状,突发高热,伴有寒战、不适、肌痛和胃肠道症状,如腹泻、恶心和呕吐。第二阶段是"MOF 阶段",其特征是死亡病例中疾病的逐渐恶化或幸存者的疾病的自限过程。在严重的病例中,患者的出血倾向、弥散性血管内凝血(disseminated intravascular coagulation,DIC)和中枢神经系统症状会迅速加重和恶化。第三阶段是"康复期",其特点是存活患者的逐步康复。

在 6~14 日的潜伏期之后(平均为 9 日),SFTS 以非特异性的前驱症状起病,包括发热,体温多在 38℃以上,重者持续高热,可达 40℃以上,部分病例热程可长达 10 天以上。其他症状包括乏力、头痛、肌痛、关节痛和头晕,持续约 1 周。恶心、呕吐、腹泻等消化道表现也很常见。通常在出现发热后的 7~10 天,SFTSV 的病毒载量在患者体内达到高峰。

胃肠道症状,包括腹痛、恶心、呕吐和腹泻,通常在早期出现。严重者可出现呕血和黑便。对伴有呕血的 SFTS 患者进行的上消化道内窥镜检查发现胃壁有多处溃疡性病变,胃内持续渗出性出血。尽管胃肠道溃疡病灶可能与 SFTSV 的直接复制有关,但病理尸检显示溃疡病灶处未检测到 SFTSV 抗原,提示胃肠道溃疡可能不是 SFTSV 复制直接诱发的。

肌痛和肌肉无力是 SFTS 的常见症状,并且在大多数 SFTS 病例中观察到血清肌酸激酶(CK)水平升高。尽管在大多数 SFTS 病例中肌肉损伤并不严重,但也有与 SFTSV 感染相关的急性肾功能衰竭横纹肌溶解病例报告。病毒引起的肌肉炎症的发病机制目前尚不清楚。大多数横纹肌溶解病例中,尚未在受影响的肌肉组织中检测到病毒,这表明应该存在间接机制,例如炎症介导的过程。除了骨骼肌炎,一些 SFTS 病例也会发生心肌炎。据报道,一名SFTS患者表现为充血性心力衰竭、X线检查心脏肥大、早期心电图异常,提示心肌功能障碍。随着全身情况的好转,他的心肌功能障碍逐渐缓解。由于SFTS患者偶尔会观察到CK-MB同工酶轻度升高,因此轻度心肌损伤在SFTS中似乎并不少见。SFTSV引起的心肌损伤的机制目前也尚不清楚。

查体常有颈部及腹股沟等浅表淋巴结肿大伴压痛、上腹部压痛及相对缓脉。蜱叮咬部位的区域淋巴结经常肿大。肿大的淋巴结通常体积不大,硬度有弹性,有轻度压痛。在组织病理学上,SFTS的淋巴结,在镜下可见大量凋亡细胞和核碎片。肝脾肿大在SFTS患者中并不常见。

约半数的SFTS患者有出血表现,如皮肤瘀点、静脉穿刺部位瘀斑、牙龈出血等。严重者可出现呕血、黑便、咯血、肺出血、肉眼血尿等。SFTS出血倾向的机制可能是多因素的,包括血小板减少、凝血因子水平降低和弥散性血管内凝血。除了这些原因外,就像其他病毒性出血热一样,内皮功能障碍和血管渗漏是造成SFTS出血倾向的重要因素。

意识水平下降是最常见的神经系统症状,其次是言语不清、抽搐和昏迷。常见的精神异常是意识模糊、烦躁、抽搐、嗜睡和昏迷。在住院期间出现定向障碍、癫痫发作和震颤患者的比例在死亡病例中明显高于非死亡病例。中枢神经系统症状是导致患者死亡的关键因素。大约一半有中枢神经系统症状的患者会出现致命的结果,明显多于没有中枢神经系统症状的患者。此外,超过90%的死亡患者在死前出现过中枢神经系统表现,包括冷漠、嗜睡、肌肉震颤、抽搐和昏迷,而对于幸存者来说,只有不到37%出现这些中枢神经系统表现。

SFTS患者很少发生颅内出血。尸检病例肉眼可见出血性病变,提示脑微出血。通过展示载有含铁血黄素的巨噬细胞簇与血管周围炎症细胞和血管内纤维蛋白沉积,在显微镜下证实了脑微出血。这些发现表明出血可能是由血管内皮损伤造成的。病例报道中,有SFTS患者出现自发性急性硬膜下出血。该病例在住院第3天,患者精神状态由昏迷转为半昏迷,双瞳孔散大。脑计算机断层扫描(CT)显示双侧急性硬膜下出血。出血主要发生在右侧额颞顶叶区,左侧大脑凸面也有少量出血。

虽然明显的皮疹很少见,但在SFTS患者中偶尔会检测到各种皮肤病变。取自SFTS患者紫癜的活检标本显示真皮下表皮空泡化和血管周围和间质淋巴细胞浸润。小血管内皮变性伴有红细胞外渗和淋巴细胞浸润。与其他病媒传播疾病(如丛林斑疹伤寒)不同,仅在不到50%的SFTS患者中检测到焦痂。

SFTS也可伴有继发性噬血细胞性淋巴组织细胞增生症(hemophagocytic lymphohistiocytosis,HLH),表现为铁蛋白水平升高,骨髓中还有噬血现象的证据。HLH会导致活化淋巴细胞和巨噬细胞浸润脑膜和脑,使患者精神状态迅速恶化。

HLH是一种难以控制的超免疫反应的破坏性疾病,其特征是临床和实验室证据显示极度炎症。这种综合征可由影响T细胞和自然杀伤(NK)细胞(原发性或家族性HLH)的细胞毒功能的基因突变引起,或继发于感染、自身免疫性疾病、恶性疾病或代谢疾病(继发性或获得性HLH)。HLH的名称来源于噬血细胞作用的病理学发现,其中活化的巨噬细胞吞噬红细胞、幼红细胞、白细胞或血小板。噬血细胞浸润多个器官,包括骨髓、脾脏、肝脏和淋巴结。HLH患者出现严重的血细胞减少症、贫血、血小板减少和中性粒细胞减少。

一项对 115 名住院 SFTS 患者的回顾性研究发现,33.7% 的患者在胸部 X 射线或 CT 扫描检查中有异常发现,提示肺炎。在尸检病例中曾有报告肺部真菌感染。一名 SFTS 患者的尸检结果显示,肺部有许多白色结节性病变,表现为曲霉菌感染的坏死性炎症,许多支气管和血管被曲霉菌侵犯。还注意到有曲霉菌的气管溃疡。在另一例尸检病例中报告了气管支气管黏膜念珠菌和曲霉混合感染,并伴有脓性和出血性渗出物。两名患者均接受了大剂量皮质类固醇治疗,用于治疗 SFTS 中并发的 HLH。由于皮质类固醇诱导的淋巴细胞数量减少和功能受损可能会引起严重的真菌感染,因此对 SFTS 患者使用皮质类固醇时应谨慎。

二、病例分类

(1) 疑似病例:具有上述流行病学史、发热等临床表现且外周血小板和白细胞降低者。

(2) 确诊病例:疑似病例具备下列之一者:①病例标本 SFTSV 核酸检测阳性;②病例标本检测 SFTSV IgG 抗体阳转或恢复期滴度较急性期 4 倍以上增高者;③病例标本分离到 SFTSV。

第二节　辅助检查

一、血常规检查

在 SFTS 患者中观察到的血液学发现包括白细胞减少症和血小板减少症。外周血白细胞计数减少,多为 $1.0\times10^9/L \sim 3.0\times10^9/L$,重症可降至 $1.0\times10^9/L$ 以下,嗜中性粒细胞比例、淋巴细胞比例多正常;血小板降低,多为 $30\times10^9/L \sim 60\times10^9/L$,重症者可低于 $30\times10^9/L$。并发 HLH 的病例,中性粒细胞减少和血小板减少程度明显。严重贫血在 SFTS 中很少见。

二、尿液检查

在尿液分析中,血尿和蛋白尿是常见的发现。半数以上病例出现蛋白尿(+~+++),少数病例出现尿潜血或血尿。

三、血液生化学检查

血清谷草转氨酶(AST)、谷丙转氨酶(ALT)和乳酸脱氢酶(LDH)的水平通常很高。大多数 SFTS 患者的血清肌酸肌酶水平升高。在一些 SFTS 患者中,可检测到 CK-MB 同工酶水平升高表明心肌损伤。血清尿素氮(BUN)和肌酐水平略微升高表明轻度肾功能不全并不罕见。电解质方面,患者常有低钠血症。

四、出血与凝血功能检查

凝血时间、活化部分凝血活酶时间(APTT)和凝血酶时间(TT)延长。在致命病例中,凝血时间明显更长。在严重病例中发现弥散性血管内凝血的实验室检查结果，包括凝血酶原时间（PT）和活化部分凝血活酶时间延长、纤维蛋白原水平降低和高水平的纤维蛋白降解产物，如 D-二聚体。

五、免疫功能检查

值得注意的是，尽管有严重的炎症，但在大多数 SFTS 病例中，血清 C 反应蛋白（CRP）的水平仍保持在正常范围内。在 C 反应蛋白水平高的 SFTS 病例中，应考虑细菌或真菌感染的并发症。在与 SFTSV 感染相关的 HLH 病例中，血清铁蛋白水平显著升高。

炎性细胞因子的水平与 SFTS 的临床严重程度有关。在使用来自 40 名 SFTS 患者的急性期血清样本的研究中，最引人注目的发现是肿瘤坏死因子（TNF）-α、白细胞介素（IL）-6 的水平显著增加，并受活化、正常 T 细胞表达和分泌的调节。TNF-α、IFN-γ 和 IFN-γ 诱导蛋白 10（IP-10）水平升高与疾病的严重程度有关。这些数据以及在 IFN-γ 和 IP-10 水平之间发现的显著相关性表明，对 SFTSV 感染的强烈炎症反应，可能特别涉及将炎症细胞募集到受感染组织，有助于疾病的发病机制。

在 SFTS 患者细胞因子产生的另一项研究中发现，除 RANTES 外，测试的 SFTS 患者的所有细胞因子的浓度包括 TNF-α、粒细胞集落刺激因子（G-CSF）、IFN-γ、IFN-α、巨噬细胞炎症蛋白-1α（MIP-1α）、IL-6、IL-10、IP-10 和单核细胞趋化蛋白-1（MCP-1）均显著高于健康人。SFTS 患者中 IFN-γ、IFN-α、TNF-α、G-CSF、MCP-1 和 IL-6 的浓度比健康人群中度增加 1~7 倍，而 MIP-1α、IP-10 和 IL-10 的浓度在 SFTS 患者中显著增加，比健康人增加 42 到 1 228 倍。重症 SFTS 患者 G-CSF、IFN-α、IFN-γ、MIP-1α、IL-6、IP-10 浓度较轻症患者显著升高；而 TNF-α、MCP-1、IL-10 和 RANTES 的浓度在两组患者之间没有显著差异。

研究还报告了对 SFTS 致死和非致死病例中细胞因子产生的比较分析：该研究中进行的分层聚类分析清楚地确定了 3 组具有不同模式的细胞因子。第一组细胞因子包括 IL1-RA、IL-6、IL-10、G-CSF、IP-10 和 MCP-1，它们在致死和非致死病例的急性期被诱导，在非致命病例和健康捐赠者的恢复期以最低水平产生。包括血小板衍生生长因子（PDGF）-BB 和 RANTES 在内的第二组细胞因子具有相反的模式。这些细胞因子在非致命病例和健康供体的恢复期通常很高，但在致命和非致命病例的急性期显著降低。第三组细胞因子，包括 IL-1、IL-8、MIP-α 和 MIP-1β，在致死病例的急性期和非致死病例的恢复期产生高水平。非致死病例急性期和健康对照组的产生量相对较低。还注意到细胞因子表达模式与在 SFTS 患者急性期检测到的血清 SFTSV 载量负荷相关。

SFTS 患者外周血淋巴细胞亚群动态变化：CD3+、CD3+CD4+T 细胞计数在预后不良组中显著减少，发热后第 7~10 天更是如此。另一方面，SFTS 患者的 CD3—CD19+B 细胞计数显著高于健康对照组。CD3+CD4+T 细胞计数显著减少，而 CD3—CD56+ 显著增加，而 CD3+CD8+ 在整个病程中不断升高。实验室异常在发病 10~14 天后恢复，伴随着症状的改善。有趣的是，在 SFTS 患者中偶尔会观察到外周血中的多克隆浆细胞增多症。SFTSV 感染引起浆细胞增多的机制尚不清楚，有待进一步阐明。

第三节 诊断

一、常规临床诊断

如果患者同时存在发热、血小板减少和白细胞减少,并且有在流行地区(我国东部和中部、日本西部和韩国农村地区)的蜱暴露史,就应考虑 SFTSV 感染。早期诊断和早期治疗对于改善 SFTS 患者的预后很重要。应根据典型的临床特征和实验室检查结果怀疑 SFTS,包括白细胞减少、血小板减少、肝损伤、肌酸肌酶水平升高和 C 反应蛋白水平未升高。

诊断通常通过逆转录聚合酶链反应(RT-PCR)对 SFTSV 基因组进行确认。在病程的第 1 周,通过 RT-PCR 或环介导等温扩增(loop-mediated isothermal amplification,LAMP)在血清中检测到病毒 RNA,就可做出 SFTSV 感染的实验室诊断。在病程的第 2 周和第 3 周,以灭活的病毒颗粒或重组表达的病毒蛋白作为抗原,经 ELISA 检测到血清中有病毒特异的 IgM 或 IgG,就可做出 SFTSV 感染的实验室诊断。

二、需注意的问题

在病程的第 2 周,患者可能会发生多器官功能障碍,包括急性肾损伤和心脏受累(心肌炎、心律失常)。患者可能会发生脑膜脑炎,并且还可能有出血倾向,表现为黏膜出血和(或)弥散性血管内凝血。在存活患者中,这些表现在起病 8~11 天后开始消退。

与其他疾病中发生的 HLH 不同,SFTS 患者的贫血并不常见。促炎细胞因子水平升高会抑制造血功能。乳酸脱氢酶(LDH)、可溶性 CD25(可溶性 IL-2 受体)水平升高反映了 HLH 中过度的 T 细胞活化。显著的高铁蛋白血症是 HLH 最典型的实验室标志之一。

第四节 鉴别诊断

SFTS 的鉴别诊断包括人类粒细胞无形体病(human granulocytic anaplasmosis,HGA)、肾综合征出血热、斑疹热组立克次体病、登革热、钩端螺旋体病和其他一些发热性疾病。

一、人类粒细胞无形体病

在 SFTSV 发现之前,SFTS 曾被误诊为是 HGA。HGA 是一种蜱传疾病,由嗜吞噬细胞无形体(A. phagocytophilum)引起。HGA 是美国东北部和上中西部地区不明原因发热的常见原因。典型的临床特征包括发热、头痛、肌痛、不适、无皮疹、白细胞减少、血小板减少和轻度肝损伤,临床表现类似于 SFTS。HGA 的诊断可以在感染早期检查 Wright-Giemsa 染色的外周血涂片来确认。据报道,至少 20%,在一些研究中高达 100% 的患者在患病的第一周外周血中性粒细胞的细胞质中出现桑葚状包涵体。从急性期血液中 PCR 扩增嗜吞噬细胞无形体特异性 DNA 或在接种急性期血液的 HL-60 早幼粒细胞白血病细胞培养物中分离嗜吞噬细胞无形体也可以在感染的早期阶段确认诊断。使用间接免疫荧光抗体法检测嗜吞噬细胞无形体 IgG 的急性和恢复期血清学检测显示四倍变化或血清转换是最敏感的实验室检测，最常用于确认 HGA。

二、肾综合征出血热

肾综合征出血热（hemorrhagic fever with renal syndrome，HFRS）是一组由布尼亚病毒科汉坦病毒引起的临床相似疾病。它也被称为韩国出血热、流行性出血热和流行性肾病。最初的症状突然开始，包括剧烈头痛、背痛和腹痛、发烧、发冷、恶心和视力模糊。患者可能会出现面部潮红、眼睛发炎或发红，或出现皮疹。后来的症状包括低血压、急性休克、血管渗漏和急性肾功能衰竭，这会导致严重的体液超负荷。一些实验室测试用于确认具有与该疾病相符临床病史的患者的 HFRS 诊断。如果这些患者的汉坦病毒感染血清学检测结果呈阳性，免疫组织化学染色和显微镜检查发现组织中存在汉坦病毒抗原，或者血液或组织中存在汉坦病毒 RNA 序列的证据，则可确定此类患者患有 HFRS。

三、丛林斑疹伤寒

丛林斑疹伤寒是由胞内菌恙虫病东方体（Orientia tsutsugamushi）引起的疾病，这是一种革兰阴性的 α-变形杆菌科细菌，于 1930 年在日本首次分离和鉴定，在亚洲和北澳大利亚沿太平洋地区都有地方性流行，该病由幼螨（恙螨）传播。临床症状包括突然发热、头痛、肌痛和胃肠道症状。潜伏期为 6～20 天。毒力更强的菌株可引起出血倾向和弥散性血管内凝血。焦痂样皮疹、脾肿大和淋巴结病是典型的体征。在大多数情况下，焦痂容易被发现。白细胞减少症和肝功能检查异常通常在疾病的早期阶段被检测到。与 SFTS 相比，在大多数情况下，C 反应蛋白水平要高得多。肺炎、脑炎和心肌炎可发生在重症病例的晚期。

四、斑点热群立克次体病

斑点热群立克次体病是一组由立克次体属的一些病原体引起的蜱传感染。临床症状的特点是急性发作的发热、头痛、不适、肌痛、恶心、呕吐和神经系统症状，类似于 SFTS。大多数患者在发病后 4～7 天出现斑疹或斑丘疹，常出现在手掌和足底。蜱叮咬部位出现焦痂有助于诊断。疾病急性期的微生物可通过 PCR 和免疫组织化学方法在皮肤活检标本中检测到，偶尔也可通过在疾病第一周、抗生素治疗前采集的适当全血标本中进行 PCR 检测。也可采用血清学检查进行诊断；然而，在初始样本中可能无法检测到抗体反应，并且配对的急性和恢复期样本对于确认至关重要。

五、登革热

登革出血热的主要特征包括发热、血管通透性增加、出血表现和显著的血小板减少（≤$10×10^9$/L）。该病的病毒由全世界广泛分布的埃及伊蚊（Aedes aegypti）及白纹伊蚊（Aedes albopictus）传播，潜伏期为 4～7 天。通过血清学检测和 PCR 检测可诊断该病。

六、钩端螺旋体病

钩端螺旋体病表现为发热、寒战、肌痛、结膜充血和头痛。不太常见的症状和体征包括咳嗽、恶心、呕吐、腹泻、腹痛和黄疸。该病通过暴露于动物尿液、污水或污染土壤传播，全世界均有发生，尤其是南亚、东南亚和南美洲。通过血清学方法可诊断该病。

七、克里米亚-刚果出血热

克里米亚-刚果出血热（Crimean-Congo hemorrhagic fever，CCHF）是一种由蜱传病毒（布尼亚病毒科的CCHF病毒）引起的广泛传播疾病。由于CCHF的临床表现包括进行性加重的出血倾向，如瘀点、黏膜和结膜出血、血尿、呕血、黑便等，与SFTS相似，因此这些疾病可能存在共同的发病机制。微血管不稳定和止血受损是CCHF病毒感染的标志。CCHF病毒可能通过血小板和内皮细胞的直接损伤和（或）通过免疫和炎症途径间接导致出血倾向。该病可通过蜱传播，潜伏期为1~9天，也可通过接触感染的人类或啮齿动物传播，潜伏期为3~13天。流行地区包括我国西北部、中东、非洲和南欧部分地区。通过RT-PCR或血清学方法可诊断该病。

八、其他发热性疾病

人类新塔拉塞维奇立克次体（Candidatus Rickettsia tarasevichiae，CRT）感染于2012年初次报道于我国东北部。临床表现包括发热、不适、肌痛、咳嗽和胃肠道症状；少数患者出现焦痂。实验室表现包括血小板减少、白细胞减少，以及乳酸脱氢酶、谷草转氨酶和谷丙转氨酶的水平升高。通过PCR检测可诊断CRT感染。

科萨努尔森林病（Kyasanur forest disease，KFD）表现为发热、头痛、胃肠道症状和出血。该病通过蜱或接触感染动物传播，潜伏期为3~8天。该病在印度流行，在我国也有报道。通过PCR、血中分离到病毒或ELISA法可确诊。

通过症状可能难以将埃博拉出血热和马尔堡出血热等其他出血热与SFTS相鉴别，但可通过地理位置来排除，即埃博拉出血热和马尔堡出血热均在非洲流行。

第五节　治疗

目前尚没有确认有效的抗病毒药物可用于治疗SFTS，处理方法主要为支持治疗。重点是早期识别重度病情和并发症。患者应当卧床休息，饮流食或半流食，多饮水。密切监测生命体征及尿量等。不能进食或病情较重的患者，应当及时补充热量，保证水、电解质和酸碱平衡，尤其注意对低钠血症患者补充。高热者物理降温，必要时使用药物退热。有明显出血或血小板明显降低（如低于$30\times10^9/L$）者，可输血浆、血小板。中性粒细胞严重低下患者（低于$1\times10^9/L$），建议使用粒细胞集落刺激因子。

使用利巴韦林治疗SFTS患者已有报道，但尚未得到确切的治疗效果。法匹拉韦（favipiravir）是一种吡嗪衍生物，具有较为广谱的抗病毒作用，在体外和小鼠动物模型中的抗病毒效力均强于利巴韦林，但临床研究尚在进行中。

并发细菌、真菌感染者，应当选敏感抗菌药物治疗。同时注意基础疾病的治疗。目前尚无证据证明糖皮质激素的治疗效果，特别是大剂量或者是长期激素的使用均有继发侵袭性真菌感染的报道，应当慎重使用。

由于可能发生 SFTS 和丛林斑疹伤寒共感染，在无形体病和丛林斑疹伤寒流行的地区，得到诊断检测结果前可用多西环素针对这些感染进行经验性治疗。

对于出血性并发症，应根据国际标准化比值（international normalized ratio，INR）/凝血酶原时间（prothrombin time，PT）输注新鲜冰冻血浆或新鲜全血。一些报道显示血浆置换可能有帮助，但尚需临床对照试验来证明其治疗效果。

第六节　预后

多数 SFTS 患者预后良好，既往有基础疾病、老年患者、出现精神神经症状、出血倾向明显、低钠血症等提示病重，预后较差。

SFTS 的病死率为 1%～13%。从症状发作到患者死亡的时间一般为 8～10 天。预后不良的因素包括延误就诊、年龄较大、意识水平降低、血清乳酸脱氢酶或谷草转氨酶水平升高、淋巴细胞百分比低以及活化部分凝血活酶时间延长。初诊时细胞外游离 DNA（cfDNA）水平高可能意味着病情较重。

现已在重度 SFTS 患者中观察到侵袭性肺曲霉菌病（invasive pulmonary aspergillosis，IPA）。一项研究纳入了 16 例 ICU 患者，发现其中 56% 存在 IPA。

预测 SFTS 的预后在临床实践中很重要。已有研究细致分析了与 SFTS 死亡率相关的风险因素。从关于 SFTS 患者结果的各种研究中提取的预后风险因素如下：高龄、高 SFTSV 负荷、中枢神经系统表现、谷草转氨酶、谷丙转氨酶、乳酸脱氢酶、肌酸肌酶升高，凝血因子异常值，弥散性血管内凝血，肾功能衰竭，炎性细胞因子升高，延误诊断。

一项包括总共 311 名 SFTSV 感染患者的代表性研究表明，病死率（CFR）为 17.4%。年龄较大、意识水平下降以及乳酸脱氢酶和肌酸肌酶水平升高似乎与致命结果显著相关。另一项针对总共 49 名 SFTS 患者的研究，包括 8 名（16.3%）致命患者，结果表明，致命结果与入院时血液中 $>10^5$ 拷贝/mL 的高病毒载量以及更高的血清肝转氨酶水平有关，更明显的凝血障碍，以及更高水平的急性期蛋白（磷脂酶 A、纤维蛋白原、铁调素）、细胞因子（IL-6、IL-10、IFN-γ）和趋化因子（IL-8、MCP-1、MIP-1β）。这些参数的水平与 SFTSV 负载相关。包括来自 12 项研究的 238 例致死病例和 873 例非致死病例的荟萃分析表明，高龄和高 SFTSV 负荷与致死结果显著相关。此外，与轻度患者相比，致命的临床结果似乎与白蛋白和血小板计数水平降低、血清谷丙转氨酶、谷草转氨酶、乳酸脱氢酶和肌酸肌酶水平升高以及活化部分凝血活酶时间延长显著相关。除了这些风险因素之外，还报告了 SFTS 易感性和致命结果的遗传因素。

已经提出了各种用于预测 SFTS 患者预后的评分模型。Xiong 等人确定神经系统症状的严重程度、呼吸系统症状、SFTSV 负荷和较低水平的单核细胞百分比是死亡率的关键危险因素。他们使用这 4 个参数来组装一个名为 SFTS 指数的评分公式。另一项由 Jia 等人进行的多元回归分析。揭示年龄较大、BUN 水平、活化部分凝血活酶时间是致命结果的独立危险因素。基于这些独立预测因素，他们提出了一个回归模型来预测 SFTS 患者的致命结果。

尽管蜱叮咬的风险似乎与年龄无关，但超过 90% 的 SFTS 患者年龄 >50 岁。高龄是导致死亡的危险因素。儿童期 SFTS 的发生率远低于成人。与成人患者相比,患有 SFTS 的儿科患者有较轻的表现。儿童不成熟的免疫系统可能导致响应 SFTSV 感染的炎性细胞因子的产生不足。轻度细胞因子风暴可能有助于 SFTS 儿科患者的良好预后。先前提出这种机制是为了解释儿童 CCHF 的临床病程比成人轻。由于小儿 SFTS 患者的临床症状比成年患者轻,容易误诊 SFTS 小儿病例。因此,对发热、血小板减少的患儿进行咨询时应特别注意。

(张文宏　王新宇)

参考文献

[1] Azuma T, Suemori K, Murakami Y, et al. Severe fever with thrombocytopenia syndrome mimicking intravascular lymphoma [J]. Rinsho Ketsueki, 2015,56(5):491-495.

[2] Bae S, Hwang HJ, Kim MY, et al. Invasive pulmonary aspergillosis in patients with severe fever with thrombocytopenia syndrome [J]. Clin Infect Dis, 2020,70:1491.

[3] Bao CJ, Guo XL, Qi X, et al. A family cluster of infections by a newly recognized bunyavirus in eastern China, 2007: Further evidence of person-to-person transmission [J]. Clin Infect Dis, 2011,53(12):1208-1214.

[4] Choi SJ, Park SW, Bae IG, et al. Severe fever with thrombocytopenia syndrome in South Korea, 2013-2015 [J]. PLoS Negl Trop Dis, 2016,10(12):e0005264.

[5] Cui F, Cao HX, Wang L, et al. Clinical and epidemiological study on severe fever with thrombocytopenia syndrome in Yiyuan County, Shandong Province, China [J]. Am J Trop Med Hyg, 2013,88(3):510-512.

[6] Deng B, Zhang S, Geng Y, et al. Cytokine and chemokine levels in patients with severe fever with thrombocytopenia syndrome virus [J]. PLoS One, 2012,7(7):e41365.

[7] Feldmann H. Truly emerging — a new disease caused by a novel virus [J]. N Engl J Med, 2011,364(16):1561-1563.

[8] Gai ZT, Zhang Y, Liang MF, et al. Clinical progress and risk factors for death in severe fever with thrombocytopenia syndrome patients [J]. J Infect Dis, 2012,206(7):1095-1102.

[9] Guo CT, Lu QB, Ding SJ, et al. Epidemiological and clinical characteristics of severe fever with thrombocytopenia syndrome (SFTS) in China: An integrated data analysis [J]. Epidemiol Infect, 2016,144(6):1345-1354.

[10] Hu LF, Wu T, Wang B, et al. The Regulation of seventeen inflammatory mediators are associated with patient outcomes in severe fever with thrombocytopenia syndrome [J]. Sci Rep, 2018,8(1):159.

[11] Kaneko M, Shikata H, Matsukage S, et al. A patient with severe fever with thrombocytopenia syndrome and hemophagocytic lymphohistiocytosis-associated involvement of the central nervous system [J]. J Infect Chemother, 2018,24(4):292-297.

[12] Kato H, Yamagishi T, Shimada T, et al. Epidemiological and Clinical Features of Severe Fever with Thrombocytopenia Syndrome in Japan, 2013-2014 [J]. PLoS One, 2016,11(10):e0165207.

[13] Kim KH, Yi J, Kim G, et al. Severe fever with thrombocytopenia syndrome, South Korea,

2012 [J]. Emerg Infect Dis,2013,19(11):1892-1894.

[14] Kim MC, Chong YP, Lee SO, et al. Differentiation of severe fever with thrombocytopenia syndrome from scrub typhus [J]. Clin Infect Dis, 2018,66(10):1621-1624.

[15] Kim UJ, Oh TH, Kim B, et al. Hyperferritinemia as a diagnostic marker for severe fever with thrombocytopenia syndrome [J]. Dis Markers, 2017,2017:6727184.

[16] Kobayashi Y, Kato H, Yamagishi T, et al. Severe fever with thrombocytopenia syndrome, Japan, 2013-2017 [J]. Emerg Infect Dis, 2020,26(4):692-699.

[17] Li H, Lu QB, Xing B, et al. Epidemiological and clinical features of laboratory-diagnosed severe fever with thrombocytopenia syndrome in China, 2011-17: A prospective observational study [J]. Lancet Infect Dis, 2018,18(10):1127-1137.

[18] Li Z, Cui L, Zhou M, et al. Development and application of a one-step real-time RT-PCR using a minor-groove-binding probe for the detection of a novel bunyavirus in clinical specimens [J]. J Med Virol, 2013,85(2):370-377.

[19] Liu J, Wang L, Feng Z, et al. Dynamic changes of laboratory parameters and peripheral blood lymphocyte subsets in severe fever with thrombocytopenia syndrome patients [J]. Int J Infect Dis, 2017,58:45-51.

[20] Liu MM, Lei XY, Yu H, et al. Correlation of cytokine level with the severity of severe fever with thrombocytopenia syndrome [J]. Virol J, 2017,14(1):6.

[21] Liu Q, He B, Huang SY, et al. Severe fever with thrombocytopenia syndrome, an emerging tick-borne zoonosis [J]. Lancet Infect Dis, 2014,14(8):763-772.

[22] Liu W, Lu QB, Cui N, et al. Case-fatality ratio and effectiveness of Ribavirin therapy among hospitalized patients in China who had severe fever with thrombocytopenia syndrome [J]. Clin Infect Dis, 2013,57(9):1292-1299.

[23] Miyamoto S, Ito T, Terada S, et al. Fulminant myocarditis associated with severe fever with thrombocytopenia syndrome: a case report [J]. BMC Infect Dis, 2019,19(1):266.

[24] Park I, Kim HI, Kwon KT. Two treatment cases of severe fever and thrombocytopenia syndrome with oral Ribavirin and plasma exchange [J]. Infect Chemother, 2017,49(1):72-77.

[25] Park SW, Lee CS, Kim JH, et al. Severe fever with thrombocytopenia syndrome: comparison with scrub typhus and clinical diagnostic prediction [J]. BMC Infect Dis, 2019,19(1):174.

[26] Park SY, Kwon JS, Kim JY, et al. Severe fever with thrombocytopenia syndrome-associated encephalopathy/encephalitis [J]. Clin Microbiol Infect, 2018,24(4):432.e1.

[27] Ra SH, Kim JY, Cha HH, et al. Coinfection of severe fever with thrombocytopenia syndrome and scrub typhus in patients with tick-borne illness [J]. Am J Trop Med Hyg, 2019,101(6):1259-1262.

[28] Sun Y, Jin C, Zhan F, et al. Host cytokine storm is associated with disease severity of severe fever with thrombocytopenia syndrome [J]. J Infect Dis, 2012,206(7):1085-1094.

[29] Sun Y, Liang M, Qu J, et al. Early diagnosis of novel SFTS bunyavirus infection by quantitative real-time RT-PCR assay [J]. J Clin Virol, 2012,53(1):48-53.

[30] Takahashi T, Maeda K, Suzuki T, et al. The first identification and retrospective study of Severe Fever with Thrombocytopenia Syndrome in Japan [J]. J Infect Dis, 2014,209(6):816-817.

[31] Takahashi T, Suzuki T, Hiroshige S, et al. Transient appearance of plasmablasts in the

peripheral blood of Japanese patients with severe fever with thrombocytopenia syndrome [J]. J Infect Dis, 2019,220(1):23-27.

[32] Tani H, Komeno T, Fukuma A, et al. Therapeutic effects of Favipiravir against severe fever with thrombocytopenia syndrome virus infection in a lethal mouse model: Dose-efficacy studies upon oral administration [J]. PLoS One, 2018,13(10):e0206416.

[33] Wada T, Iwata Y, Kamikawa Y, et al. Peripheral blood plasmacytosis in severe fever with thrombocytopenia syndrome [J]. Jpn J Infect Dis, 2017,70(4):470-471.

[34] Wang L, Wan G, Shen Y, et al. A nomogram to predict mortality in patients with severe fever with thrombocytopenia syndrome at the early stage — A multicenter study in China [J]. PLoS Negl Trop Dis, 2019,13(11):e0007829.

[35] Wen HL, Zhao L, Zhai S, et al. Severe fever with thrombocytopenia syndrome, Shandong Province, China, 2011 [J]. Emerg Infect Dis, 2014,20(1):1-5.

[36] Weng Y, Chen N, Han Y, et al. Clinical and laboratory characteristics of severe fever with thrombocytopenia syndrome in Chinese patients [J]. Braz J Infect Dis, 2014,18(1):88-91.

[37] Wi YM, Woo HI, Park D, et al. Severe fever with thrombocytopenia syndrome in patients suspected of having scrub typhus [J]. Emerg Infect Dis, 2016,22(11):1992-1995.

[38] Yang G, Li B, Liu L, et al. Development and evaluation of a reverse transcription loop-mediated isothermal amplification assay for rapid detection of a new SFTS bunyavirus [J]. Arch Virol, 2012,157(9):1779-1783.

[39] Yoo JR, Kim SH, Kim YR, et al. Application of therapeutic plasma exchange in patients having severe fever with thrombocytopenia syndrome [J]. Korean J Intern Med, 2019,34(4):902-909.

[40] Yu XJ, Liang MF, Zhang SY, et al. Fever with thrombocytopenia associated with a novel bunyavirus in China [J]. N Engl J Med, 2011,364(16):1523-1532.

[41] Zhan J, Wang Q, Cheng J, et al. Current status of severe fever with thrombocytopenia syndrome in China [J]. Virol Sin, 2017,32(1):51-62.

[42] Zhang Y, Song R, Shen Y, et al. High levels of circulating cell-free DNA are associated with a poor prognosis in patients with severe fever with thrombocytopenia syndrome [J]. Clin Infect Dis, 2020,70(9):1941-1949.

[43] Zhang YZ, He YW, Dai YA, et al. Hemorrhagic fever caused by a novel Bunyavirus in China: pathogenesis and correlates of fatal outcome [J]. Clin Infect Dis, 2012,54(4):527-533.

[44] Zhu Y, Wu H, Gao J, et al. Two confirmed cases of severe fever with thrombocytopenia syndrome with pneumonia: implication for a family cluster in East China [J]. BMC Infect Dis, 2017,17(1):537.

第六章 病毒的实验室检测

　　SFTS发病具有一定的偶然性和突然性,多起病急,病情进展快,早期临床表现以发热、血小板减少、白细胞降低,及胃肠消化道症状为主要特征,无明显特异性,患者就诊时间大多比较晚,导致重症率和病死率高。早发现、早诊断、早治疗对于SFTS防治具有重要意义。

　　在本病主要流行区生活的居民,或于流行季节到流行区丘陵、林区、山地等地工作或旅游等,或发病前2周内有蜱虫叮咬史,无明显其他诱因,出现发热或纳差、恶心、呕吐等消化道症状,应怀疑SFTS,力争在发病3天内开展实验室检测,以尽早开展治疗。患者标本中检出病毒核酸、抗原或分离到病毒可确诊,适用于急性期或恢复期早期样本,检测阴性不能排除SFTS病毒感染。血清学特异性抗体检测,单份标本检测不能用于早期诊断,双份血清抗体阳转或恢复期滴度较急性期4倍及以上增高者,可确诊。一般SFTS患者急性期病毒血症水平较高,可接种多种易感组织细胞进行分离培养,相关分离培养操作需在BSL-2或以上生物安全实验室内完成。IgM抗体可在患者发病2～3天后检出,部分患者可维持1年以上;IgG抗体多在发病7～10天后检出,可维持很长时间;但少数重症患者,从发病到死亡整个病程中都不能检出特异性抗体。

第一节　病毒分离和培养

　　病毒分离培养是病毒性传染病诊断的重要手段,是一种通过培养扩增样本中病毒数量的方法,既可借此获得有活性的病毒分离物,以进一步检测鉴定或储存备用,又可用于不同病毒的检测,包括未知和开展检测时未被怀疑的病毒,这是常用的特异性较高的免疫学或基于核酸的检测方法所不能比拟的,后者通常用于病原体特定靶标的检测。病毒分离培养需要专门的设施和专业技能,存在费用高、耗时长,检测病毒范围相对较小等缺陷。

一、组织细胞培养

　　历史上,病毒培养和繁殖多采用动物和鸡胚接种的方法,随着组织培养技术的发展,在病毒病诊断实验室多被细胞培养所取代。组织细胞培养技术在普通的实验室中均可开展,使用含适当营养的培养基,在具备特定温度控制条件的培养箱内即可开展细胞培养。适合不同细胞生长的基础培养基多已实现商品化,可根据不同的需求补充相应添加剂,如谷氨酰胺、胎牛血清和抗生素等。用于诊断目的的病毒分离培养多采用单层生长细胞培养技术,使细胞贴附于玻璃或塑料培养器材表面,包括单独的玻璃管、塑料培养瓶(板)等。对于一些不能黏附于培养器材表面生长的细胞,也可采用悬浮培养技术。近年来,为了探索一些难于培养的病毒分离培养方法,模拟体内组织器官形态的3D组织细胞培养技术取得了进展,或可为病毒分离培养提供新的思路。目前,尚无一种细胞能用来分离培养出所有人类重要病毒性病原体,致力于病毒病诊断的实验室宜准备不同类型的具有良好生存状态的组织细胞,规范细胞培养和维护技术。

用于病毒分离培养的细胞有多种。源于动物的原代细胞,如原代沙鼠肾细胞、地鼠肾细胞等,在引发肾综合征出血热的汉坦病毒的分离和疫苗生产中曾发挥重要作用,但一些动物的内源性病毒有时也可在这些细胞中繁殖,须引起注意。二倍体细胞和半连续传代细胞,如人胚肺细胞(MRC-5、WI-38)等,用于流行性出血热、狂犬疫苗等生产。可以无限传代的永生化细胞,如非洲绿猴肾细胞(Vero)、人喉表皮样癌细胞(HEp-2)、人宫颈癌细胞(HeLa)、人非小细胞肺癌细胞(A549)、犬巨噬细胞(DH82)和犬肾上皮细胞(MDCK)等,是应用广泛的细胞。造血细胞,如外周血单核细胞或脐带单核细胞等,多需用前临时制备,悬浮培养。在病毒分离培养中选用哪些细胞应根据待分离病毒的特征及实验目的而决定。

SFTSV可感染多种细胞系,最常用的是永生化传代细胞,包括Vero、Vero E6和DH82等。病毒分离成功与否需采取病毒特异性核酸、抗原或通过电子显微镜检测确认。

二、标本处理和接种

SFTSV分离培养需在BSL-2或以上生物安全实验室内完成。样本处理后接种到细胞培养物上,多采用Vero细胞,在细胞培养箱内维持培养接种的细胞,定期观察检测病毒生长情况。通常,无菌体液(如血液、脑脊液)可适当稀释后,直接接种到细胞培养物上。尿液样本的pH值应在接种前调整为中性。易被细菌污染的标本(如呼吸道标本、分泌物、环境标本、媒介生物标本等)在接种前应用抗生素处理,以防止细菌或真菌过度生长。接种后,培养物在37℃下孵化和定期检查(如每天1次或隔天1次),培养7~10天后,如细胞上清或细胞病毒核酸或抗原检测阴性,应将细胞培养物传代培养。连续传代培养3次仍为阴性者,可视为样本中无有活性病毒。

一般在SFTS发病后7天内患者血标本中分离病毒的成功率高,也有从发病10天以上的患者血液中分离到病毒的报告,但分离的成功率明显降低。用于病毒分离的血液标本通常需采集3~5mL,采集的方式取决于实验目的和实验室偏好,可为全血、白细胞、血浆或血清。全血、白细胞和血浆需要收集到含有抗凝剂的试管中,常用的抗凝剂是乙二胺四乙酸(EDTA)(紫管)、肝素(绿管)、柠檬酸葡萄糖(黄管),血清标本需要收集到不含抗凝剂的试管中(红管)或含有促凝剂的试管。抗凝剂中,肝素对某些PCR具有抑制作用,影响病毒核酸筛查检测结果。动物血标本可参照患者血标本处理,多采用非抗凝的方式。标本长时间的转运或反复冻融,对病毒分离成功率会产生较大影响。如血液样本自采集到实验室接种细胞的时间少于1天,可在低温或室温条件下转运,如超过24小时者,需将标本保存在-70℃以下,干冰运输。

其他体液标本采集后,应置于无菌容器内。组织标本采集后应在无菌容器中添加适量无菌盐水或磷酸盐缓冲盐水以保持湿润。分析患者分泌物、呕吐物以及环境标本时,常采集拭子标本,将采集后的拭子标本放置在含有少量无菌盐水或磷酸盐缓冲盐水的无菌容器中,使用商业化的拭子时,标本保存液应适合用于细胞培养。以上标本如果 1 小时以内不能开展检测,均应低温保存和运输。

三、实验室检测

病毒接种后,常通过观察细胞病变,检测病毒抗原、核酸,通过电子显微镜检测病毒颗粒的形态等方法,明确病毒分离是否成功。

(一) 观察细胞病变效应

SFTSV 培养中致细胞病变效应(cytopathic effect,CPE)以及出现的时间和速度的报道,在各实验室间并不一致,可在 Vero、DH82 和 Vero E6 细胞发现病变效应。SFTSV 细胞培养致细胞病变效应的特征可能受细胞培养类型和培养条件的影响,因此实验室在进行临床样本病毒分离培养前,应利用已知的 SFTSV 分离株在本实验室常用细胞系中生长繁殖的动态特征进行分析,确定致细胞病变效应形态特征和出现的时间。致细胞病变效应的特征可为镜下可见的细胞融合、裂解、脱落等。

(二) 检测细胞中病毒抗原

可用特异性荧光抗体染色检测培养细胞中 SFTSV 抗原的方式,检验病毒分离是否成功。在 BSL-2 或以上生物安全实验室对培养细胞进行处理,在分离培养瓶刮取或收集细胞,并将其点在一个或多个显微镜载玻片上,风干,用丙酮固定,然后用一种或多种病毒特异性抗体染色。在直接免疫荧光检测中,荧光标签,通常是异硫氰酸荧光素(FITC),直接与识别病毒抗原的抗体耦联,孵育反应后可直接识别细胞中的抗原。在间接免疫荧光检测中,病毒特异性抗体未标记,由荧光标记的可识别病毒特异性抗体的第二种抗体来检测。染色后,使用激发荧光标签所需波长的紫外线(UV)对样品进行检测。直接法使用更简单,间接法更为敏感和通用。识别病毒核蛋白的特异性荧光呈颗粒型胞浆分布特征,识别糖蛋白的抗体检测时,荧光染色则呈膜型分布特征,当同时开展细胞核染色时,荧光染色显现出核周分布的特征。

(三) 电子显微镜

可通过电子显微镜对培养物进行评估,病毒颗粒的可视化证实了病毒的生长,但除了免疫电镜外,仅可依据颗粒性质为病毒家族分类提供线索。

第二节 核酸检测方法

核酸检测技术的发展使病毒病诊断发生了革命性的改变,几乎所有病毒均可设计特定核酸检测方法,并根据相应检测靶标特定的核酸序列的差异,可实现同时检测一种或一组病毒,或同一种病毒的基因型鉴定。PCR 等核酸扩增技术大大提高了检测的灵敏性,为难以或不可能培养的病毒,或临床标本中病毒水平低而无法成功检测的病毒等实验室检测提供了新的手段。

SFTSV 核酸可在急性期或恢复期早期患者样本中检出,发病后 7 天内采集的患者标本中检出率高,在发病后 10 天以上采集的标本中检出病毒核酸的报道并不少见。自 SFTSV 发现以来,有多种核酸检测技术发表,均具有较好的检测效果,如逆转录聚合酶链反应

(reverse transcription PCR,RT-PCR)、实时荧光定量聚合酶链反应(quantitative real-time PCR,qRT-PCR)、逆转录环介导等温扩增试验(RT-LAMP)、垂直流可视化逆转录交叉引物扩增(RT-CPA-VF)等。

(一)逆转录聚合酶链反应检测与序列分析

RT-PCR是一种特异、灵敏、快速的检测方法,除可通过扩增产物片段大小判断样本中是否存在病毒核酸外,还可通过PCR扩增产物测序分析判断SFTSV基因型别和初步溯源,监测病毒流行的基因型别转换。病毒基因组核苷酸序列数据可通过Sanger法循环测序反应实现,该循环测序反应利用PCR反应混合物中的Taq聚合酶和双脱氧核苷酸,由此产生的反应产物可通过聚丙烯酰胺凝胶电泳、自动激光扫描和序列组装进行分析。这样方法与二代测序法相比更经济、简便而准确,适合于一般实验室使用。基于SFTSV S片段的扩增是RT-PCR分析中最常见的靶点。也有研究发现检测病毒S段的RT-PCR引物较L段的RT-PCR引物更敏感,这不能排除扩增片段的大小、结合位点、扩增效率等方面因素的影响。

qRT-PCR是诊断SFTSV感染最常用的基因扩增方法,有多种商业化试剂盒在市场流通,部分试剂盒获得我国国家药监局审批。与传统RT-PCR相比,它具有较低的污染率、较高的敏感性和特异性,多采用TaqMan探针,以SFTSV的L、M和S片段为检测靶标者均有,检测限多在10~100个RNA拷贝范围。其中一项基于L片段基因检测靶标的qRT-PCR检测方法经261份临床样本评价,灵敏性为92.0%,特异性为100%,与血清学检测相比,检测发病后1~7天采集的样本更为敏感。利用引物小沟荧光染料探针集检测SFTSV的L、M和S段基因,检测限为10个RNA拷贝,灵敏度为98.6%,特异性超过99%。

同时,SFTSV属于动物源性病原体,出现疑似患者时,往往需要与多种病原体进行鉴别诊断,结合各个地区所流行疾病的特征,建立组合多元筛查检测方法是十分必要的。基于疾病传播特点或临床表现症候群,建立相应组合检测方法,有利于开展媒介生物的分子流行病学调查或临床疾病的组合筛查检测。其中,结合我国病毒性传染病流行特征建立的可同时检测SFTSV、汉坦病毒、汉城病毒(SEOV)和登革热的多元检测方法,SFTSV检测限约为10拷贝/微升,初步临床评价具有较高的灵敏性和特异性。

(二)等温扩增技术

逆转录环介导等温扩增试验(Loop-mediated isothermal amplification combined with reverse transcription,RT-LAMP)技术是一种将环介导等温扩增(LAMP)以及反转录相结合,利用链置换DNA聚合酶在恒温条件下保温几十分钟,即可实现核酸的扩增,直接检测出病毒RNA的技术,条件需求简单,可在30分钟内获得检测结果,适合现场使用。已有多篇文献基于RT-LAMP技术检测SFTSV的报道。基于RT-LAMP的检测方法需要在各反应物在反应前的隔离以及在反应后结果的判定方面进行优化和探索,有的在试验开始之前,向RT-LAMP反应管中添加一种包裹有DNA荧光染料SYBR Green I的微晶蜡-染料胶囊,以避免气溶胶污染并便于肉眼观察,所建立的检测SFTSV L片段基因的RT-LAMP检测方法,检测限为每个反应混合物10个fg模板RNA,在32份临床血清样本中,检测结果与qRT-PCR的一致性为94.4%。有研究利用了一个便携加热器建立了RT-LAMP与比色可视化和无电反应平台相结合(one-pot colorimetric visualization and electro-free reaction platform)的检测方法,适合现场使用,与qRT-PCR灵敏度相当,比常规RT-PCR灵敏度高10倍,检测时间为30~60分钟。RT-LAMP最大的缺点是非特异性扩增,如何避免底物和反应液污染是重大技术要求。

(三) 交叉引物恒温扩增技术

交叉引物恒温扩增(crossing priming amplification,CPA)技术是一种核酸恒温扩增技术,一般针对检测靶基因设计 4 条或者 5 条特异性引物,利用具有链置换特性的 Bst DNA 聚合酶、甜菜碱,在 63℃左右条件下进行扩增检测,根据交叉引物数量的不同,可分为双交叉引物扩增和单交叉引物扩增。有研究建立了基于 CPA 技术检测 SFTSV M 片段基因的检测方法,将逆转录和交叉引物扩增(RT-CPA)相结合,并耦联垂直流(vertical flow, VF)技术,形成肉眼可视化结果(RT-CPA-VF),检测限为 100 拷贝/反应,与其他布尼亚病毒和细菌病原体无交叉反应,与病毒培养和实时 RT-PCR 相结合的方法相比,敏感性和特异性分别为 94.1% 和 100.0%。RT-CPA-VF 技术可在 2 小时内完成,也是对现场快速检测方法的有益探索。

第三节　免疫学检测方法

SFTSV 感染进入恢复期后(发病 7 天以后),随着时间的延长,患者标本中病毒特异性核酸、抗原等指标的检出率不断降低,抗体的检出率逐步升高,免疫学检测方法易于形成适合现场快速检测使用和高通量筛查检测使用的检测试剂,在疾病诊断和流行病学调查方面具有重要意义。一般急性病毒性传染病排除诊断多依赖于血清学特异性抗体的检测。IgM 抗体可在患者发病 2~3 天后检出,在 298 例实验室确诊的 SFTS 患者队列分析,IgM 抗体在中位 9 天出现,在 4 周达到峰值,并持续到发病后 6 个月,部分可达一年以上。IgG 抗体多在发病 7~10 天后检出,有报道发现至少可持续 5 年以上,在一项回顾性研究中,一名日本患者的 IgG 抗体持续了 8 年以上。因此,一般单份标本抗体检测不能实现确诊目的,双份血清抗体阳转或恢复期滴度较急性期 4 倍及以上增高者,可确诊;双份血清标本 IgG 抗体检测均为阴性,如病毒核酸和抗原等指标检测阴性,可做排除诊断;少数重症患者,从发病到死亡的整个病程中都不能检出特异性抗体。

(一) 特异性抗体检测方法

目前,有多种血清学方法来检测 SFTSV 抗体,包括双抗原夹心 ELISA、间接 ELISA、血清中和试验、间接免疫荧光试验和免疫层析试验(immunochromatography assay, ICA)。检测特异性抗体有基于灭活病毒的检测方法和基于重组抗原蛋白的检测方法,已发表的文献多是基于体外重组表达的蛋白抗原而建立的。

基于重组 N 蛋白的免疫学检测方法报道较多,包括双抗原夹心 ELISA,用于检测人和动物中的 SFTSV 总抗体,其中表达制备的 N 蛋白既作为捕获抗原,捕获样本中的 N 蛋白特异性抗体,又充当识别抗原,可通过辣根过氧化物酶标记后直接充当识别抗原或通过与酶标记单克隆抗体组合充当识别抗原。这种方法具有较高的灵敏性和特异性,曾被用于人群,以及牛、绵羊、山羊、犬类、猫类、猪、鸡等家养动物和部分野生脊椎动物中 SFTSV 的自然感染率的调查,揭示了地方性流行区所调查脊椎动物均易感,具有高感染率,不同动物物种和地区之间 SFTSV 感染率的差异可能在更大程度上是缘于接触带病毒蜱虫的机会不同。

基于重组 SFTSV N 蛋白的间接 ELISA 法也被用于人群 SFTSV 特异性 IgG 和 IgM 抗

体的检测,在 115 份临床样本的评估中,与双抗原夹心 ELISA 检测病毒总抗体法相比,间接法检测 IgG 抗体的灵敏度和特异性是一致的,但检测 IgM 抗体的灵敏度有所降低(90.6%),特异性保持高度的一致性。一些尚未发现人间疫情的地区,发现在绵羊等动物中具有较高的 SFTSV 感染率。

间接免疫荧光分析法(indirect immunofluorescence assay,IFA)是检测特异性抗体的经典方法。一般利用病毒感染的易感细胞,之后将感染细胞固定在特定的载玻片上,抗原检测患者血液中 SFTSV 特异性抗体,通过在荧光显微镜下观察特异性荧光及其分布形态,判定样本中是否存在特异性抗体,具有较高的特异性。在一份临床样本评价中,126 例患者配对血清中,IFA 的阳性率为 76.2%(96/126),与 RT-PCR 的阳性率(72.2%)一致。如果利用"马赛克式"的细胞固定技术,将多种病毒感染的细胞分别固定在同一载玻片上,可以实现同一份标本同时检测多种病毒特异性抗体,而无须延长检测时间。基于荧光编码微球的多元血清学检测技术,采用"马赛克"类似的原理,在病毒感染、细胞因子等领域多元检测的报道很多,也有大量商品化试剂盒的存在。其中,基于 Luminex-xMAP 技术的应用是最为广泛的,实现一份样本可同时检测 100 种甚至以上的指标,在 9 种出血热病毒特异性抗体检测中,包括 SFTSV、汉坦病毒、汉城病毒(SEOV)、普玛拉病毒(PUUV)、安第斯病毒(ANDV)、新诺柏病毒(SNV)、克里米亚-刚果出血热病毒(CCHFV)、裂谷热病毒(RVFV)和登革病毒(DENV)的重组抗原被耦联在荧光编码的微球上,同时检测样本中相应病毒特异性 IgG 抗体,HFRS 诊断灵敏度为 98.0%,SFTSV 检测灵敏度为 90.7%,特异性范围为 66.7%至 100%。

免疫层析法(immu-nochromatography assay,ICA)是在免疫渗滤的基础上建立的一种简单快速的免疫学检测技术,原理是将特异的抗体先固定于硝酸纤维素膜的某一区带,当该干燥的硝酸纤维素一端浸入样品(血清或其他液体标本)后,由于毛细管作用,样品将沿着该膜向前移动,当移动至固定有抗体的区域时,样品中相应的抗原即与该抗体发生特异性结合,若用免疫胶体金或免疫酶染色可使该区域显示一定的颜色,从而实现特异性的免疫诊断,已被广泛应用于许多不同的领域,尤其适合现场快速检测。基于 ICA 的 SFTSV 特异性 IgG 和 IgM 抗体已广泛用于实际工作中,已有产品获得国家药监局批准文号。对 245 份 SFTSV 感染患者的阳性血清样本进行评估,结果表明,IgM 的阳性符合率和阴性符合率分别为 98.4%和 100%,IgG 的阳性符合率和阴性符合率分别为 96.7%和 98.6%,具有良好的特异性,与来自日本脑炎病毒感染、登革病毒感染、汉坦病毒感染、HIV 感染、HBV 表面抗原、HCV 抗体、结核分枝杆菌抗体和风湿因子患者的阳性血清样本无交叉反应。有研究基于上转换荧光技术的横向流(up-converting phosphor technology-based lateral-flow,UPT-LF)测定法,能够在 15 分钟内特异性地检测出 SFTSV 总抗体,每次测试仅需要 10 μL 样品。

中和抗体检测是病毒感染特异性最高的免疫学检测方法,具有分型(种)的作用,但检测方法多基于有感染性的活病毒,需要在 BSL-2 级以上生物安全实验室内开展,耗时较长。已经报告了 SFTSV 的血清中和试验,空斑减少实验和微量中和实验。

(二)特异性抗原检测方法

在临床标本中检出病毒抗原具有确诊意义,多基于免疫学检测方法所建立,对仪器设备的要求低,可形成适合现场使用的快速检测方法。与病毒培养相比,对病毒活性的要求低,尤其适用于标本运输时间延长或保存条件不太理想时的条件下,检测病毒抗原是一个较为理想的替代方法,灵敏度甚至可超过病毒分离培养的方法。但并不是说用于抗原检测的方法对样本质量要求低,实际工作中用于抗原检测的样本的储存运输条件是参照病毒分离培养样本同等执行的。采用抗原检测方法一般需要满足以下条件,理论上病毒抗原表达并存在于可采集的样本中;所检测的抗原足够稳定,在样品的运输和处理过程中不会降解;可以制备的适当的单克隆或多克隆抗体;抗原变异性并不妨碍免疫试剂识别不同的目标病毒株等。用于病毒抗原检测方法的基本原理包括免疫荧光染色、过氧化物酶染色和酶免疫分析等,根据所用介质可细分为固相和膜免疫分析等。

有文献报道抗原捕获夹心 ELISA 检测拉沙病毒抗原的方法的灵敏度与 RT-PCR 的灵敏度相当,ELISA 方法应用广泛,用于抗原检测的最低检测限为 0.1 ng/mL 至 1 mg/mL,这些指标显示抗原检测方法是可以发展为适合临床使用的方法。一种基于 SFTSV N 蛋白特异性多克隆抗体和单克隆抗体检测 SFTSV 抗原的双抗体夹心 ELISA 方法的检测限与基于 IFA 的方法($R=0.999$)和空斑滴定法($R=0.949$)的结果一致,但 ELISA 法更适合高通量检测,操作简便,结果判读相对客观。这些结果也说明了 SFTSV N 蛋白是适合用于抗原检测的靶标,基于类似原理,也有其他学者建立了检测 SFTSV N 蛋白的双抗体夹心 ELISA 方法。Fukuma 等人筛选出针对 SFTSV-NP 的新型单克隆抗体,单克隆抗体和多克隆抗体分别作为捕获和检测抗体,建立了双抗体夹心抗原捕获 ELISA 方法,检测 SFTSV-NP 的检测限为 100 pg/mL,检测真实病毒抗原浓度的检测限为 350~1 200 $TCID_{50}$/100 微升/孔。在临床样本评价中,所有 24 份(100%)含有高拷贝数病毒 RNA($>10^5$ 拷贝/毫升)的血清样本在 Ag 捕获 ELISA 中显示阳性反应,但 15 份(80%)含有低拷贝数病毒 RNA($<10^5$ 拷贝/毫升)的血清样本中有 12 份在 Ag 捕获 ELISA 中显示阴性反应,提示抗原检测的灵敏性仍有待提高,但可用于高病毒血症急性期患者的 SFTS 诊断以及病程监测。

为了提高检测的灵敏性和适合现场检测,有研究建立了基于金纳米粒子(AuNPs)的侧向流免疫层析试纸条(lateral flow immunochromatography test strips,LFITSs)检测方法,在最适条件下,SFTSV-NP 的检出限低至 1 ng/mL,整个检测过程不超过 10 分钟。有研究通过使用荧光碳点/二氧化硅纳米球(fluorescent carbon dots/SiO_2 nanospheres,CSN)作为横向流测定的报告分子,对 SFTSV-NP 的视觉检测限低至 10 pg/mL,该方法灵敏度比基于 AuNPs 的侧向流动试纸条的灵敏度高 2 个数量级,尚需临床样本的实际评价。

第四节 病毒检测技术展望

病毒病实验室检测在临床医学和公共卫生领域发挥着越来越重要的作用,也是发展最快的领域之一。目前,病毒实验室检测的方法主要涉及病毒培养和病毒抗原、核酸和病毒抗体的检测以及病毒感染诱导机体产生反应的检测与分析,其进展主要是结合近年来出现的新理论、新材料、新技术、新方法而展开的更新或换代,包括现有检测技术的集成与信息化分析以及基于新理论和新材料建立的新方法。

病毒感染组织细胞后所产生的影响可通过光学显微镜进行分析,以确定病毒感染在所致疾病中的作用。随着相关检测结果的日益积累和数据分析能力的日益提高,结合免疫组学的技术分析,基于形态变化的快速检测分析或将在病毒病的诊断中发挥更重要的作用。血清学技术用于确定特定抗病毒免疫的存在,除了传统的病毒病诊断目的外,许多不同的临床实验室进行,包括血清学、血库、病理学、生物化学、分子诊断实验室等都需要开展相关的监测和检测,许多关于诊断病毒学的书籍文献都进行较详细的介绍,研究合理的组合集成检测技术,即可增加诊断的准确性,并可减轻患者负担,利于实施精准临床治疗。

基于病毒核酸的检测方法是目前病毒诊断学发展最快的领域,首先是基因组学研究领域一个具有里程碑意义的高通量测序技术,已成为科学界解决生物学问题不可或缺的技术,在病毒病实验室检测和疾病控制工作中发挥不可替代的重要作用。除此之外,基于CRISPR(Clustered Regularly Interspaced Short Palindromic Repeats)的基因编辑技术在诊断领域的发展前景不容忽视。CRISPR 是原核生物基因组内的一段重复序列,是原核生物和病毒共进化的产物,原核生物 CRISPR-Cas9 系统可将病毒基因从本身基因组中切除,科学家借此建立了 CRISPR/Cas 基因编辑技术,具有非常精准、廉价、易于使用等优点,在寨卡病毒病、埃博拉出血热和新型冠状病毒等检测中得以应用,在不断改进后具有形成适合现场使用的快速检测方法的前景。

SFTS 作为一种高度散发的病毒性传染病,建立适合现场使用的快速检测方法,助力患者早发现、早诊断、早治疗,对于降低 SFTS 的重症率和病死率具有重要意义。利用新材料,如磁珠、氧化石墨烯、纳米颗粒、二氧化硅和聚酰胺-胺型树枝状聚合物等在样本浓缩处理、快速检测方法优化等方面提高抗原、核酸等检测的灵敏性和稳定性也是发展新的实验室检测方法的重要思路。

(李建东　黄晓霞　李德新)

参考文献

[1] Yu XJ, Liang MF, Zhang SY, et al. Fever with thrombocytopenia associated with a novel bunyavirus in China [J]. N Engl J Med, 2011, 364:1523-1532.

[2] Xu B, Liu L, Huang X, Ma H, et al. Metagenomic analysis of fever, thrombocytopenia and leukopenia syndrome (FTLS) in Henan Province, China: Discovery of a new bunyavirus [J]. PLoS Pathog, 2011, 7(11):e1002369.

[3] Liu S, Chai C, Wang C, et al. Systematic review of severe fever with thrombocytopenia syndrome: Virology, epidemiology, and clinical characteristics [J]. Rev Med Virol, 2014, 24(2):90-102.

[4] Kim KH, Yi J, Kim G, et al. Severe fever with thrombocytopenia syndrome, South Korea [J]. Emerg Infect Dis, 2013, 19(11):1892-1894.

[5] Takahashi T, Maeda K, Suzuki T, et al. The first identification and retrospective study of severe fever with thrombocytopenia syndrome in Japan [J]. J Infect Dis, 2014, 209(6):816-827.

[6] Sun Y, Liang M, Qu J, et al. Early diagnosis of novel SFTS bunyavirus infection by quantitative real-time RT-PCR assay [J]. J Clin Virol, 2012, 53:48-53.

[7] Yoshikawa T, Fukushi S, Tani H, et al. Sensitive and specific PCR systems for detection of both Chinese and Japanese severe fever with thrombocytopenia syndrome virus strains and prediction of patient survival based on viral load [J]. J Clin Microbiol, 2014, 52(9):3325-3333.

[8] Yang G, Li B, Liu L, et al. Development and evaluation of a reverse transcription loop-mediated isothermal amplification assay for rapid detection of a new SFTS bunyavirus [J]. Arch Virol,

2012,157:1779-1783.

[9] Wen HL, Zhao L, Zhai S, et al. Severe fever with thrombocytopenia syndrome, Shandong Province, China, 2011 [J]. Emerg Infect Dis, 2014,20(1):1-5.

[10] Li Z, Cui L, Zhou M, et al. Development and application of a one-step real-time RT-PCR using a minor-groovebinding probe for the detection of a novel bunyavirus in clinical specimens [J]. J Med Virol, 2013,85:370-377.

[11] Li Z, Qi X, Zhou M, et al. A two-tube multiplex real-time RT-PCR assay for the detection of four hemorrhagic fever viruses: Severe fever with thrombocytopenia syndrome virus, Hantaan virus, Seoul virus, and Dengue virus [J]. Arch Virol, 2013,158:1857-1863.

[12] Xu H, Zhang L, Shen G, et al. Establishment of a novel onestep reverse transcription loop-mediated isothermal amplification assay for rapid identification of RNA from the severe fever with thrombocytopenia syndrome virus [J]. J Virol Methods, 2013,194:21-25.

[13] Huang XY, Hu XN, Ma H, et al. Detection of new bunyavirus RNA by reverse transcription-loopmediated isothermal amplification [J]. J Clin Microbiol, 2014,52:531-535.

[14] Baek Y H, Cheon H S, Park S J, et al. Simple, rapid and sensitive portable molecular diagnosis of SFTS virus using reverse transcriptional loop-mediated isothermal amplification (RT-LAMP) [J]. J Microbiol Biotechnol, 2018,28(11):1928-1936.

[15] Cui L, Ge Y, Qi X, et al. Detection of severe fever with thrombocytopenia syndrome virus by reverse transcription-cross-priming amplification coupled with vertical flow visualization [J]. J Clin Microbiol, 2012,50:3881-3885.

[16] Lu QB, Cui N, Hu JG, et al. Characterization of immunological responses in patients with severe fever with thrombocytopenia syndrome: A cohort study in China [J]. Vaccine, 2015,33:1250-1255.

[17] Liu Q, He B, Huang SY, et al. Severe fever with thrombocytopenia syndrome, an emerging tick-borne zoonosis [J]. Lancet Infect Dis, 2014,14:763-772.

[18] Kurihara S, Satoh A, Yu F, et al. The world first two cases of severe fever with thrombocytopenia syndrome: An epidemiological study in Nagasaki, Japan [J]. J Infect Chemother, 2016,22(7):461-465.

[19] Jiao Y, Zeng X, Guo X, et al. Preparation and evaluation of recombinant severe fever with thrombocytopenia syndrome virus nucleocapsid protein for detection of total antibodies in human and animal sera by doubleantigen sandwich enzyme-linked immunosorbent assay [J]. J Clin Microbiol, 2012,50:372-377.

[20] Wang X, Zhang Q, Hao F, et al. Development of a colloidal gold kit for the diagnosis of severe fever with thrombocytopenia syndrome virus infection [J]. Biomed Res Int, 2014:1-6.

[21] Huang YT, Zhao L, Wen HL, et al. Neutralizing antibodies to severe fever with thrombocytopenia syndrome virus 4 years after hospitalization, China [J]. Emerg Infect Dis, 2016,22:1985-1987.

[22] Niu G, Li J, Liang M, et al. Severe fever with thrombocytopenia syndrome virus among domesticated animals, China [J]. Emerg Infect Dis, 2013,19(5):756-763.

[23] Hayasaka D, Fuxun Y, Yoshikawa A, et al. Seroepidemiological evidence of severe fever with thrombocytopenia syndrome virus infections in wild boars in Nagasaki, Japan [J]. Trop Med Health, 2016,44:6.

[24] Moming A, Zhang Y, Chang C et al. Antigenicity of severe fever with thrombocytopenia syndrome virus nucleocapsid protein and its potential application in the virus serodiagnosis [J]. Virol Sin, 2017,32(1):97-100.

[25] Huang XY, DU YH, Li XL, et al. Establishment of indirect immunofluorescence assay (IFA) for detection of IgG antibody against new bunyavirus [J]. Zhonghua Yu Fang Yi Xue Za Zhi, 2012,46(2):165-168.

[26] Wu W, Zhang S, Qu J, et al. Simultaneous detection of IgG antibodies associated with viral hemorrhagic fever by a multiplexed Luminex-based immunoassay [J]. Virus Res, 2014,187:84-90.

[27] Huang C, Wei Q, Hu Q, et al. Rapid detection of severe fever with thrombocytopenia syndrome virus (SFTSV) total antibodies by up-converting phosphor technology-based lateral-flow assay [J]. Luminescence, 2019,34(2):162-167.

[28] Saijo M, Georges-Courbot M C, et al. Development of recombinant nucleoprotein-based diagnostic systems for Lassa fever [J]. Clin Vaccine Immunol, 2007,14(9):1182-1189.

[29] Wang W, Li J, Dong C, et al. Ultrasensitive ELISA for the detection of hCG based on assembled gold nanoparticles induced by functional polyamidoamine dendrimers [J]. Anal Chim Acta, 2018,1042:116-124.

[30] Liu L, Zhang QF, Li C, et al. A double antibody sandwich ELISA based assay for titration of severe fever with thrombocytopenia syndrome virus [J]. Zhonghua Shi Yan He Lin Chuang Bing Du Xue Za Zhi, 2013,27(3):215-217.

[31] Fukuma A, Fukushi S, Yoshikawa T, et al. Severe fever with thrombocytopenia syndrome virus antigen detection using monoclonal antibodies to the nucleocapsid protein [J]. PLoS Negl Trop Dis, 2016,10(4):e0004595.

[32] Zuo J Y, Jiao Y J, Zhu J, et al. Rapid detection of severe fever with thrombocytopenia syndrome virus via colloidal gold immunochromatography assay [J]. ACS Omega, 2018, 3 (11): 15399-15406.

[33] Xu L D, Zhang Q, Ding S N, et al. Ultrasensitive detection of severe fever with thrombocytopenia syndrome virus based on immunofluorescent carbon dots/SiO_2 nanosphere-based lateral flow assay [J]. ACS Omega, 2019,4(25):21431-21438.

[34] Herzig G P D, Aydin M, Dunigan S, et al. Magnetic bead-based immunoassay coupled with tyramide signal amplification for detection of salmonellain foods [J]. 2016,36(3):383-391.

[35] Hou L, Cui Y, Xu M, et al. Graphene oxide-labeled sandwich-type impedimetric immunoassay with sensitive enhancement based on enzymatic 4-chloro-1-naphthol oxidation [J]. Biosens Bioelectron, 2013,47:149-156.

[36] Gao Z, Hou L, Xu M, et al. Enhanced colorimetric immunoassay accompanying with enzyme cascade amplification strategy for ultrasensitive detection of low-abundance protein [J]. Sci Rep, 2014,4:3966.

[37] Li Y, Kang Q S, Sun G P, et al. Microchip-based immunoassays with application of silicon dioxide nanoparticle film [J]. Anal Bioanal Chem, 2012,403(8):2449-2457.

[38] Kavosi B, Salimi A, Hallaj R, et al. A highly sensitive prostate-specific antigen immunosensor based on gold nanoparticles/PAMAM dendrimer loaded on MWCNTS/chitosan/ionic liquid nanocomposite [J]. Biosens Bioelectron, 2014,52:20-28.

第七章 监测与预警

发热伴血小板减少综合征（SFTS）是一种新发现的自然疫源传染病。发热伴血小板减少综合征于2009~2010年在我国首次被发现，虽其发现时间短，但流行地区不断扩大，东亚、东南亚等地区均有SFTS病例报告，近年来SFTS疫情呈上升趋势。该病在其流行初期所具有的较高病死率也引发了研究领域以及公众的广泛关注。为了早期发现与预警SFTS疫情的发生，建立灵敏的SFTS监测系统，对发现SFTS时空和人群分布特征、预警预测SFTS的流行具有非常重要的作用。目前，全球并没有建立统一的SFTS监测体系。2010年，我国开始建立SFTS监测体系和报告系统。本章主要介绍我国SFTS监测体系、监测方法、监测结果及预测预警方法，这对于早期发现与处置SFTS疫情具有非常重要的公共卫生意义。

第一节 定义和目的

2010年10月，我国发布了《发热伴血小板减少综合征防治指南》，并将SFTS监测加入全国疾病监测信息报告管理系统。

一、监测目的

（1）指导各级医疗机构开展发热伴血小板减少综合征的诊断和治疗，及时报告病例并做好个人防护工作。

（2）指导各级疾病预防控制机构开展发热伴血小板减少综合征流行病学调查、实验室检测和疫情控制工作。

（3）掌握蜱类种群、密度季节消长及带毒率情况。

（4）指导各地做好预防发热伴血小板减少综合征的公众健康教育工作。

二、监测定义

根据国家卫计委《发热伴血小板减少综合征防治指南（2010版）》《发热伴血小板减少综合征诊疗方案》进行病例诊断，分疑似病例和确诊病例两类。诊断标准：依据流行病学史（流行季节在丘陵、林区、山地等地工作、生活或旅游史等或发病前2周内有被蜱叮咬史）、临床表现和实验室检测结果进行诊断。

1. **疑似病例** 具有上述流行病学史、发热等临床表现且外周血血小板和白细胞降低者。

2. 确诊病例 疑似病例具备下列 3 个条件之一者：①病例标本新型布尼亚病毒核酸检测阳性；②病例标本检测新型布尼亚病毒 IgG 抗体阳转或恢复期滴度较急性期 4 倍以上增高者；③病例标本分离到新型布尼亚病毒。

第二节 监测体系

一、SFTS 常规监测

1. 病例诊断与报告 各级医疗机构发现符合病例定义的疑似或确诊病例时，参照乙类传染病的报告要求于 24 小时内通过国家疾病监测信息报告管理系统进行网络直报。疑似病例的报告疾病类别应选择"其他传染病"中的"发热伴血小板减少综合征"；对于实验室确诊病例，应当在"发热伴血小板减少综合征"条目下的"人感染新型布尼亚病毒病"进行报告或订正报告。符合《国家突发公共卫生事件相关信息报告管理工作规范（试行）》要求的，按照相应的规定进行报告。

2. 个案调查 疾病预防控制机构接到病例报告后，应当按照《流行病学调查方案》，立即组织专业人员开展流行病学调查，追溯可能的感染来源，调查传播途径及相关影响因素，填写《流行病学个案调查表》并撰写流调报告，包括：一般情况（性别、年龄、职业、民族、家庭成员、基础疾病、居住地等）、诊疗过程、临床特征、生化检测、血常规检查、流行特征、结论、控制措施与下一步的防控建议等。出现聚集性病例时，应当及时上报上级疾病预防控制机构，并由省级及以上疾病预防控制机构组织开展相关调查工作。

二、传播媒介监测

1. 监测点设置 根据各地的 SFTS 流行情况及生态环境设立 SFTS 和蚊媒监测点。
2. 监测时间 3～10 月，每月 1 次。
3. 监测内容及方法

(1) 蜱虫密度监测

1) 监测生境：每监测点设农村居民区、农村外环境、景区 3 个类型的监测生境各不少于 1 个。

农村居民区：选择农村自然村开展寄生蜱监测。自然村农户户数少于 20 户时，可将监测范围扩大至生境相似的临近村庄。每村庄调查至少 10 头放养的家养动物（牛、羊、犬为主）。

农村外环境：每监测点选择 1 个自然村，在自然村周边任选农田（包括茶园等经济作物田地）、荒坡草地或林地生境至少 1 处，开展游离蜱监测。

景区：包括城市公园、郊野公园、森林公园、荒漠、草原等人造和自然景观等，每监测点至少选择其中 1 处开展游离蜱监测。

2) 监测方法

游离蜱：采用布旗法在选择的样地均匀地拖或挥旗，以每布旗每小时所捕获蜱数进行密度统计，单位：只/布旗人工小时。一般每一样地拖（挥）旗不能少于 100 m，时间不能少于 30 分钟，记录捕获蜱的数量（附表 7-1）。

拖（挥）旗方法：用 90 cm×60 cm 的白色或浅色布旗，窄的一边两端用绳子固定，将旗子平铺地面,拖拉绳子前进(若用挥旗法则手执布旗杆,旗的下缘至少 40 cm 拖于地面),每步行 10 m 即可停下检视附着的蜱数,根据调查地段内植被情况选择不同的方法进行定距离拖蜱。将附着在布旗上和拖蜱者身上的蜱用镊子捡起装入管内,立即旋紧管盖或塞紧塞子。每一场地的蜱放入同一管内或做一致编号,带回实验室进行相关的分类鉴定。

监测时做好环境数据采集:对调查点的经纬度、农田农作物、荒地、林地的植被类型、林地的类型(针叶、阔叶、混交林)和地形进行描述性记录(附表 7-1)。

寄生蜱:动物可适当固定,重点检查动物的耳朵、眼睛周围、口鼻周围、脖子、腋窝、胸脯、乳房、大腿根、阴囊、肛周、会阴、尾根等皮肤松软部位,毛较长的动物需用手触摸,收集和记录蜱的种类和数量(附表 7-2)。蜱少时,可以记录实际数量;蜱多时,不必全部收集,可估计数量。

（2）标本保存:短期内(6～10 天),可将采到的标本装入 50 mL 离心管内,并塞入采集点附近的树叶或草叶保持湿度,旋紧管盖,每隔 1 天更换一次草叶或树叶,以活蜱形态带回实验室进行鉴定、计数及其他检测;如需长期保存,可将活蜱装入冻存管,置于液氮内或超低温冰箱保存,如暂时无液氮或超低温冰箱,可先置于-20℃保存,有条件时(不超过 3 个月)转入保存。

（3）蜱虫鉴定:各监测点在每次现场调查结束后,根据陆宝麟、吴厚永主编的《中国重要医学昆虫分类与鉴别》对其进行分类鉴定和计数。各监测点在鉴定后应将捕获的蜱标本送上一级实验室进行蜱种类复核及其他相关工作。

三、实验室检测

各级医疗机构发现疑似病例时,应当按照《实验室检测方案》要求,采集患者急性期血清标本,并进行实验室检测。若诊断需要,当地疾病预防控制机构可协助医疗机构采集恢复期标本进行抗体滴度对比检测。无条件检测的医疗机构,应当将标本运送至当地疾病预防控制机构开展检测工作。当地疾病预防控制机构若无条件进行检测,应当将标本运送至上级疾病预防控制机构开展检测工作。疾病预防控制机构应当及时向医疗机构反馈检测结果。

在标本采集、运输及实验室工作过程中,要按照《病原微生物实验室生物安全管理条例》等相关规定,做好生物安全工作。标本采集时可进行一般性防护(穿戴口罩、手套和长袖工作服)。采集后应当将标本置于防漏容器中送检,注意不要污染容器的外表,并做好相应的消毒。进行血清学和核酸检测时,应当在生物安全Ⅱ级及以上的实验室开展。

四、职责分工

（一）中国疾病预防控制中心

(1) 负责制定和完善发热伴血小板减少综合征监测方案。

(2) 为各省监测工作提供技术支持。

(3) 负责调查数据的汇总、分析和反馈。

（二）各省级监测点(省疾病预防控制中心负责)

(1) 协助国家疾病预防控制中心开展监测工作。

(2) 指导辖区疾病预防控制中心完成病例的个案调查,并负责汇总辖区内病例个案 Epi-Data 数据库的收集和上报。

(3) 负责与辖区疾病预防控制中心沟通、协调,及时发现和解决调查工作中存在的问题。

(三) 监测点(市/区疾病预防控制中心)

(1) 负责病例的个案调查和 Epi-Data 数据的录入。

(2) 负责蜱虫密度、种群调查和蜱虫鉴定。

(3) 做好与有关部门的沟通、协调,保障调查工作的顺利开展。

(4) 及时发现和上报调查工作中存在的问题。

第三节 监测结果

一、我国监测数据

(一) 我国监测数据来源

1. 资料来源 数据来源于中国疾病预防控制信息系统中的传染病监测系统,按照"发病日期"下载病例个案信息(住址、年龄、性别、发病日期、死亡日期等)进行汇总和分析。

2. 研究对象 纳入研究对象为全国(不含中国香港、中国澳门特别行政区和中国台湾地区)2010～2021 年发病的 SFTS 确诊病例和临床诊断病例。

3. 统计学分析 使用 Excel 和 SPSS 软件(试用版)对病例三间分布特征等进行统计分析,病例地区分布按"现住地址"进行统计分析。重点地区和不同病例类型病死率比较使用卡方检验,检验水准为 $\alpha=0.05$。

(二) 我国监测结果

1. 疫情概况 从 2010 年到 2021 年,全国共报告了 18 973 例 SFTS 病例,包括死亡 975 例,全国年均病死率为 5.1%。近 10 年来 SFTS 新发病例数呈上升趋势:2010 年(71 例), 2016 年(2 600 例),2019 年(1 838 例),2020 年(2 504 例),2021 年(2 645 例)。但是 SFTS 的报告病死率呈下降趋势:从 2010 年(12.7%)降到 2016 年(2.7%),然后在 2018 年增加至 6.2%,2019 年下降至 5.4%,2020～2021 年进一步下降到 5.1%。见下图 7-1。

图 7-1 彩图

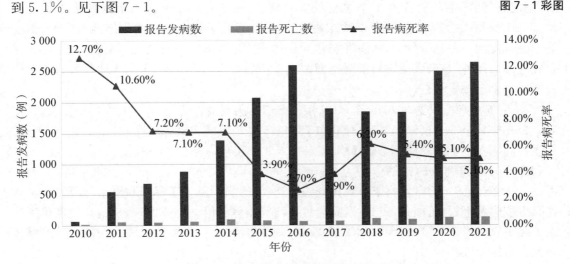

图 7-1 2010～2021 年我国 SFTS 病例数和病死率的变化趋势

2. 地区分布　2010～2021年，我国SFTS的病例分布地区呈现扩大的趋势，从2010年的5个省扩大到2021年的27个省份。我国SFTS报告病例高度散发，相对地域聚集性，主要分布在华中、华东与东北地区，99%的病例集中在山东省（29%）、河南省（28%）、安徽省（18%）、湖北省（13%）、辽宁省（5%）、浙江省（3%）和江苏省（3%）7个省份。

对SFTS病例在乡镇分布分析发现：截至2022年6月，全国共有11个省168个县区报告了SFTS病例，其中以下12个县是高发县区（报告发病数均在20例以上），分别是河南信阳光山县、湖北黄冈麻城市、河南信阳商城县、河南信阳浉河区、安徽滁州明光市、河南信阳罗山县、河南信阳平桥区、湖北黄冈红安县、湖北黄冈英山县、安徽滁州南谯区、安徽六安金寨县、湖北随州随县。

2010～2019年，我国SFTS的病例分布乡镇同样呈现扩大的趋势，2010年，全国共有42个乡镇报告了病例；2019年，全国共有2 433个区/县乡镇报告了病例。但是每年乡镇报告病例有所不同：①1 162个（47.8%）的乡镇只在某一年报告了病例；②971个（39.9%）乡镇在2～5年内报告了病例；③295个（12.1%）乡镇在6～9年内报告了病例；④只有5个乡镇（0.2%）每年报告了SFTS病例。我们还发现SFTS病例高度散发：大多数（60.1%，3 831/6 377）乡镇每年报告了1例病例，如2016年为53.1%（494/931）乡镇、2011年72.4%（254/351）乡镇仅报告了1例病例；只有2.4%（150/6 377）的乡镇报告超过10例/年，如2010年，无乡镇报告10例以上病例，2015年，只有5.1%（39/767）乡镇报告了10例以上病例。SFTS病例报告最多（42例/年）的乡镇位于河南省。

该研究还发现：SFTS病例在高发省份亦存在明显的地区聚集性。例如，河南省97.6%（2 714/2 781）的报告病例来自信阳市，而信阳市88.9%（2 414/2 714）的报告病例来自本市的光山县、商城县、浉河区、平桥区和新县；山东省86.3%的病例集中分布于7个城市（烟台24.9%、威海16.3%、泰安12.5%、济南11.1%、潍坊8.8%、临沂7.5%、青岛5.3%）。

按照自然地理区域划分角度，丘陵、林地及山区是SFTS高发的生态环境。军事医学科学院微生物流行病研究所通过空间趋势面分析方法对SFTS病例进行空间聚类分析后确定了我国4个不同的生态地理集群，分别是位于长白山地区的集群Ⅰ，位于胶东半岛地区的集群Ⅱ，位于泰山周围地区的集群Ⅲ，范围最广的是以淮阳山地区为中心，横跨河南省、安徽省、湖北省、江苏省和浙江省5个省份的集群Ⅳ。2010～2018年这4个集群集中报告的SFTS确诊病例占总病例数的94.7%。尽管4个集群位于我国不同的生态地理区域，但均处于温带湿润或亚热带气候，生态环境常见森林、灌木丛、草地等植被类型覆盖，位于山区或丘陵地带。此外，东南大学进行的时空回顾性分析研究也表明，SFTS流行地区具有相似的丘陵景观生态环境特征。

3. 季节分布　根据2010年至2019年的SFTS病例报告情况，全年均有病例报告，但主要分布在4月至10月（96.5%，13 344/13 824），5月是发病和报告高峰（图7-2）。5月至7月报告的病例占全国总病例数的58.8%（8 128/13 824），占河南、山东、安徽、湖北、辽宁、浙江和江苏的总病例数的比例分别为60.3%、59%、55%、63.5%、47%、63%和59.2%。可见，不同省份的SFTS发病季节性比较明显，80%的病例发生于春季和夏季，但秋、冬两季也有少数病例报告，可能是SFTS发病与月平均气压呈负相关。SFTS病例的高发期也许是由于此时农民经常到野外劳动，如采茶、收稻、割草等活动，从而导致农民接触蜱虫的暴露概率大大增加。

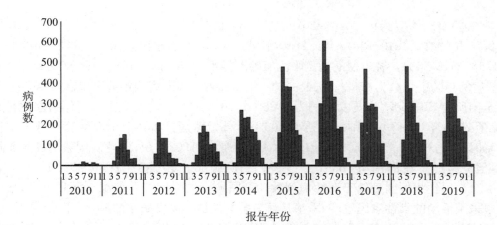

图7-2 2010～2019年全国SFTS病例的月度分布情况
(引自 Huang X, et al, Int J Environ Res Public Health, 2021, 18(6): 1-10, 本章参考文献[6])

不同报告地区的SFTS病例发病时间略有不同:河南省的一项回顾性研究显示,SFTS病例主要集中在4～10月(96.7%,2688/2781),5月为发病高峰(25.2%,702/2781),冬季病例少,仅占病例总数的0.3%;2010～2017年山东省病例集中在5～10月(94.0%,2568/2731),发病高峰分布于5～8月,其发病高峰与江苏省(2010～2016年)类似;湖北省(83.7%,2011～2016年)、浙江省(62.9%,2011～2018年)的发病高峰均为5～7月;辽宁省2010～2013年监测结果显示,发病时间集中在6～10月(98.2%,164/167),其中7～8月为发病高峰(51.5%,86/167)。不同行政区域的差异性季节分布情况可能取决于其不同的空间地理位置和温湿度等气候环境。

空间聚类分析显示,高纬度地区SFTS流行季节出现较晚,集群Ⅰ、Ⅱ和Ⅳ中的SFTS流行季节的高峰期分别是7月、6月、5月,集群Ⅰ所在的辽宁省长白山地区位于北纬40°,其流行月份为每年7～9月,集群Ⅳ所在的大别山地区位于北纬30°,其流行月份为每年4～7月。而集群Ⅲ有2个高峰期,分别出现在5月和8月,见图7-3。

图7-3 彩图

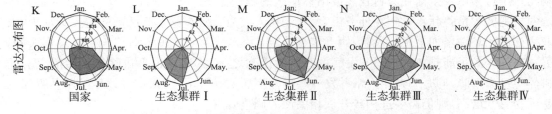

图7-3 我国4种生态群的地区SFTS季节雷达分布图
(引自 Miao D, et al, Clin Infect Dis, 2021, 73(11): e3851-e3858, 本章参考文献[7])
注:K:全国;L:生态集群Ⅰ;M:生态集群Ⅱ;N:生态集群Ⅲ;O:生态集群Ⅳ。

4. 人群分布 2022年全国的SFTS监测数据显示:SFTSV在全年龄人群中均可发生感染,病例主要集中在≥40岁以上人群(97%);男女性别比为0.7:1,女性略多于男性。2010～2019年全国SFTS监测数据显示,发病人群年龄范围为2月龄(疑似病例)至

100岁(实验室确诊病例)。2010~2019年93.3%的病例发生在40~84岁人群,<10岁儿童病例仅占0.4%(2010~2018年);2010年,40~84岁人群占比为88.7%(63/71),2011年为94.5%(518/548)。各省份间病例平均年龄差异不大,例如,2011—2018年安徽省合肥市SFTS病例年龄中位数为65岁;2011~2018年浙江省SFTS病例年龄中位数为66岁。

全国所有SFTS病例,男女比例为0.88∶1,2010~2019的所有报告年份男女比是类似的,除了2010年(1.45∶1)和2011年(1.06∶1)外。性别分布在7个高度流行地区中存在差异,如江苏省(1.30∶1)、辽宁省(1.19∶1)、山东省(1.02∶1),男性病例数均高于女性病例数,但是男女比在河南省(0.67∶1)、湖北省(0.88∶1)、浙江省(0.93∶1)和安徽省(0.93∶1),男性病例明显低于女性病例数。不同地区的性别差异多源于暴露差异,如河南省从事采茶活动的女性农民较多,采茶是河南省女性群体高发病率的显著危险因素。

SFTS职业分布:2010~2020年,全国SFTS职业分布以农民为主(88%),其次为家务及待业(6%)和离退人员(3%)等。职业分布如图7-4。

图7-4彩图

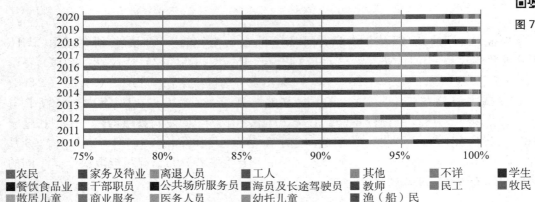

图7-4 2010~2020年我国SFTS病例的职业分布图

2010~2019年,全国SFTS病例的职业分析结果显示,86.5%(11 958/13 824)的SFTS患者为农民,其次是家务人员、失业者(6.7%)和退休人员(2.5%)。说明:参与农业种植活动与采茶行为以及生活在农村丘陵或山林地区的农民是SFTSV感染的高危职业人群。我国农村地区大量青壮年常年在外务工,留守老年人成为农村农业生产活动的主要劳动力,农业生产活动环境增加了暴露风险,因此老年人群,尤其是老年农民是SFTS主要发病人群。另一方面年龄可能是急性SFTS发病的高风险因素之一,其原因也不排除该年龄段人群的机体免疫力下降,同时中老年人常并发一些慢性疾病如高血压、糖尿病。该年龄段是否存在基因易感性增高,则仍需要进一步开展相关性的调查研究。

5. 死亡病例特征 2010年至2019年间,全国共有10个省份报告了713例SFTS死亡病例。在上述7个高流行省份中,病死率最高的是浙江省(11.5%)和山东省(10%),其次是江苏省(5.8%)、湖北省(4.5%)、安徽省(3.5%)、辽宁省(3.2%)和河南省(1.3%)。不同省份报告的病死率有统计学差异($P=0.000$)。死亡病例仅见于37岁以上的人群。2010~2020年全国的监测数据显示:SFTS的病死率随着年龄的增加呈上升趋势,其中病死率最高的是在≥80岁年龄组(图7-5)。与存活病例不同,男性死亡病例数明显高于女性

（男女比例为 1.16:1）（$P<0.001$）。SFTS 是一种新发现的出血热，其病死率（5.2%）远高于我国发现其他的病毒性出血热，如肾出血热综合征和登革热。葛子若等人对 SFTS 死亡病例的危险因素进行系统综述，发现患者死亡主要与病例感染病毒载量、宿主年龄与免疫、病程和局部诊断、治疗水平有关。多项研究表明高 SFTSV 载量与 SFTS 患者死亡结局的发生密切相关；另有研究证明高龄与 SFTS 患者死亡结局的发生密切相关，老年患者免疫力低下，往往合并有基础性疾病，在感染 SFTSV 时往往容易发展为重症和多脏器功能衰竭。韩亚萍等研究发现 SFTSV 感染可引起机体免疫损伤，如 CD3+、CD4+淋巴细胞显著减少，NK 细胞、IL-6 和 IL-10 水平增加，可能是 SFTS 患者预后不良和死亡的重要指标，说明机体免疫功能及细胞因子在 SFTS 疾病进展过程中的作用。SFTS 早期临床表现缺乏特异性，病情常隐匿进展，就诊晚、诊断发现延迟以及治疗滞后也是 SFTS 死亡的重要原因。

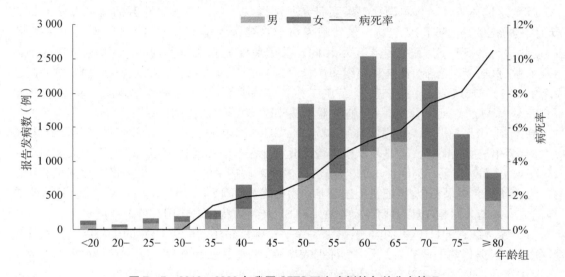

图 7-5　2010～2020 年我国 SFTS 死亡病例的年龄分布情况
（引自 Huang X, et al, Int J Environ Res Public Health, 2021,18(6):1-10,本章参考文献[6]）

6. SFTSV 病原学监测　SFTSV 在自然界的生态循环尚不清楚，可能同其他的布尼亚病毒一样，主要以节肢动物为传播媒介以及哺乳动物为主要宿主。

（1）SFTSV 的主要传播媒介监测：目前，认为 SFTS 感染媒介与蜱叮咬有关，人类可通过蜱叮咬而发病，但部分临床病例没有明显被蜱叮咬史。蜱是许多重要新发传染病的生物媒介，我国已陆续鉴定了 33 种能经蜱传播的病原体，其中 SFTSV 是重要新发蜱传病原体之一。我国河南、湖北省从长角血蜱和微小扇头蜱中检测到 SFTSV，其中长角血蜱的带毒率（4%～9%），高于微小扇头蜱（0%～6%）；王黎源等在河南信阳地区从动物体表和发病地区的环境中采集了 285 只长角血蜱，其中 20.4% 的蜱可检测到 SFTSV。新疆维吾尔自治区从亚洲璃眼蜱、草原革蜱中检测到 SFTSV；山东省从山羊身上采集到的嗜群血蜱中检测到 SFTSV 阳性（4.2%）。但是研究者在病家周围采集了常见的蚊和蜱等媒介生物，在收集的 186 个蜱标本中，有 10 份在病家豢养动物体表收集的长角血蜱中检测到 SFTSV 病毒核酸，但是在收集的 5 900 份蚊标本中没有检测到。通过 Vero 细胞培养从蜱中分离到病毒，病毒基因组序列与从患者标本中分离的病毒核酸序列相比有 94%～95% 左右的同源性。此外，

SFTSV还能够在蜱的各个生长发育阶段储存和传代。如长角血蜱可经卵传播(transovarial transmission)、经期传播(transstadial transmission)SFTSV。说明蜱,特别是长角血蜱不仅是 SFTSV 的主要传播媒介,而且是 SFTSV 的重要储存宿主。

（2）SFTSV 的主要宿主动物监测：哺乳宿主动物在 SFTSV 的生态循环中起着重要作用。许多研究已经表明,在山羊、牛、绵羊、犬、猪、鸡、水貂等家养动物中均可检测出病毒抗体,其中山羊和牛的抗体阳性率最高,可能是主要的中间宿主。我国山东省一项针对家畜携带 SFTSV 情况的调查结果显示,1.7%～5.3%的动物血清中 SFTSV 核酸阳性,且病毒载量较低,但动物血清及病例的血清中的 SFTSV 核酸序列同源性高达 95%以上。张文帅等采集 2010 年 7～11 月江苏省南京江宁区、溧水县、常州溧阳市、无锡宜兴市、淮安盱眙县和连云港东海县动物血清共 931 份,其中 5 种动物（羊、牛、犬、猪、鸡）的血清样本中检测到 SFTSV 总抗体阳性。日本国立感染症研究所调查,在山口、熊本等地区的动物医院的饲养犬中,也测出了抗 SFTSV 抗体。虽然啮齿类动物被认为是 SFTSV 的储存宿主,但在啮齿类动物进行的 SFTSV 研究结果不尽相同。采用免疫荧光法对我国 18 个省份捕获的大鼠（在心脏、肝脏、脾脏、肺、肾脏和脑组织中检测到）的 SFTSV 特异性抗原进行检测,抗原阳性率约 4.31%(76/1 762);王庆奎等人在江苏省东海县研究发现各种鼠均有不同程度感染 SFTSV,野鼠的心、肝、脾、肺、肾、脑脏器感染 SFTSV 构成比肝脏最高为 26.32%(5/19)＞心、肺的 21.05%(4/19)＞肾、脾、脑的 10.53%(2/19);室内鼠仅有心、脑脏器检出 SFTSV 核酸阳性且为单一脏器感染。但是吕燕宁等检测北京地区 5 个郊区县 81 份鼠类、19 份犬类血清中 SFTSV 的核酸,结果却为阴性。综上所述,国内外动物宿主的 SFTSV 检测报告数据虽有所差异,但总体研究结果相似,均证实上述家养动物可能为 SFTSV 的宿主,其中牛、羊的 SFTSV 抗体阳性率最高。但是,鼠以及野生动物在 SFTSV 传播过程中的作用有待进一步研究。

（3）人感染 SFTSV 病例监测：人似乎是一个偶然宿主,在 SFTSV 的生命周期中发挥重要作用。根据目前的研究,以下几个证据表明蜱,特别是长角血蜱,是将病毒传播给人的主要潜在媒介：①在 SFTSV 流行地区可检测到硬蜱长角血蜱,长角血蜱随季节的消长规律与 SFTS 病例的发病时间分布基本吻合;②农民在日常劳作中与蜱接触机会多,是 SFTSV 感染的高发人群。有研究证明病例的生活区域内蜱虫、发病前两周蜱虫叮咬是 SFTSV 感染的独立风险因素。鲍等人报道湖北省报告 22%的病例在发病前两周内有明确的蜱叮咬史,63%患者了解当地有蜱的存在,64%的病例发病前两周内有皮肤损伤;③从蜱分离的病毒核酸序列与从当地患者和其他哺乳动物宿主分离的 SFTSV 具有 95%～100%的同源性;④30%～70%的哺乳动物宿主,其可能暴露于蜱,例如犬、山羊和牛,具有 SFTSV 的特异性抗体。但是我们要注意到,48%的患者没有蜱暴露史,且蜱种群中 SFTSV 阳性率非常低(0.7%～5.4%),有可能有其他与 SFTSV 生命周期与传播相关联的传播媒介,需要进一步研究和观察。

7. SFTSV 的血清学监测

（1）宿主动物血清学监测：尽管采用分子方法在家畜如山羊、牛、犬和猪,家禽（鸡、鸭等）和啮齿动物（大鼠等）检测 SFTSV 病毒的核酸阳性率仅为 1.7%～5.3%,但血清学检测结果表明：相当数量的动物中存在 SFTSV 特异性抗体。根据湖北、江苏、山东等省份的报道,在小规模(＜500 个样本)的研究中,47.7%的家畜 SFTSV 特异性抗体阳性,其中山羊为 36.7%～83%,牛 31.82%～80%,刺猬 50.00%～80%,犬 6.40%～55%,猪 2.00%～6.00%,鸡 0.98%～2.00%。对超过 3 000 只家畜的血清学调查结果表明,约 70%的绵羊,60%的牛,

38%的犬，3%的猪和47%的鸡SFTSV特异性抗体阳性。在主要流行地区进行的另一项大规模研究中，1 454只啮齿动物中，3.03%的大鼠为SFTSV特异性抗体阳性，其中姬鼠和猴分别在阳性大鼠中占52.27%和20.45%。尤爱国等人报道：河南省信阳市羊、牛、犬、猪的SFTSV抗体阳性率分别为76%、100%、75%、4%，随州市羊、牛、犬分别为67%、80%、55%。从各地动物血清学检测结果来看，羊、牛的抗体阳性率均为家养动物中最高，而饲养牛、羊的当地居民发病率也较高。血清学检测结果表明：不同地区的研究结果存在差异，但有一些共同特征：家畜血清SFTSV抗体阳性率明显高于家禽、人类和大鼠。因此，这说明家畜在这种新型病毒传播人类的生态周期中起着重要的作用，提示牛、羊可能为重要储存宿主，与这类动物大量接触，感染SFTSV的机会自然较大。

（2）SFTS患者和健康人群血清学监测：患者的血清免疫反应因暴露情况（第一次暴露与再次暴露）和临床阶段（早期、急性期、恢复期）而异，但是感染模式没有明显差异。来自不同地区的血清学调查数据表明，相当比例的患者在疾病的急性期和恢复期存在血清抗体高水平的血清学转换，例如，有研究者采用ELISA方法共检测了约100对来自山东、湖北、河南、江苏的双份血清，发现SFTS患者无论急性期或恢复期均呈现IgM抗体阳性，3%～4%患者人急性期IgM抗体阴性，恢复期转阳性。李德新等人报道：几乎所有实验室诊断确认的SFTS患者恢复期血清中和抗体均阳性。

多个研究证实，我国健康人群中SFTSV特异性抗体阳性率在0.23%～9.17%。河南省疾控中心在高流行的信阳地区开展的健康人群的血清学研究证明SFTSV特异性IgG抗体阳性率为10.46%（153/1 463）。我国的另一项Meta分析针对21项同类血清学研究纳入了7个省的共23 848份健康人群血清，结果显示我国中部及东部健康人群SFTSV血清阳性率为4.3%。罗丽梅等人调查共收集到山东省蓬莱市健康人群血清628份，结果发现SFTSV抗体阳性33例，阳性率分别为5.25%，<45岁以下、45～59岁、60岁以上的年龄组SFTSV特异性抗体阳性率分别为：3.32%（7/211）、7.49%（20/267）以及4%（6/150）。男性SFTSV特异性抗体阳性率为4.39%，女性SFTSV特异性抗体阳性率为6.15%。不同研究结果的差异可能是由于样品收集的季节、受试者的年龄和性别、未暴露或低水平的感染，当地的流行水平和（或）研究中使用的检测方法不同所致。

二、国外SFTSV监测情况

自2019～2010年SFTSV在我国首次被发现以来，全球有多个国家（中国、韩国、日本、越南、缅甸等）报道了确诊病例，但是绝大部分病例分布于我国。韩国、日本分别于2013年起陆续报道了SFTS病例；2019年，越南通过回顾性调查从急性发热病例血清中检出SFTSV核酸（2/80）；2020年缅甸从5例疑似斑疹伤寒病例中检测到SFTSV核酸；除确诊病例外，巴基斯坦也报告了关于养殖户人群的阳性血清学证据。在亚洲，人们常常在5月至7月获得SFTS感染，感染可能与灌木、森林和雨量丰富与农田地区密切相关。但是SFTS主要分布在亚洲地区的具体原因还不清楚，未来需要进一步深入地研究。

除我国以外，韩国在2013年就开展了系统的连续的SFTS监测。济州国立大学报道了2013～2019年韩国的SFTS监测情况：韩国已报告超过1 000例SFTS病例。韩国济州岛人群的SFTS发病率在13.66/10万，远高于我国（2.26/10万）。韩国的家养和野生动物中7%～14%血清的SFTSV阳性，在健康人群2%～5%的SFTSV血清阳性。

研究者在 2016 年 9 月到 2019 年 1 月间共收采集 3 193 只蜱；大多数(99.9%)是长角血蜱，81.3% 的蜱是若虫。11.1%(354/3 193) 的蜱中检测到 SFTSV。在韩国 5 个监测地区，蜱中 SFTSV 的平均感染率在 5 个农村地区分别是：Aewol-eup(AW) 为 12.8%，Seon Hul-ri(SH) 为 12.6%，Ha Do-ri(HD) 为 12.0%，Jeo Ji-ri(JJ) 为 8.3%，Bo Mok-ri(BM) 为 7.8%。成年蜱的 SFTSV 感染率(12.4%)高于若虫(9.5%)。这说明 SFTSV 主要在成年蜱中检测到。蜱中 SFTSV 的月感染率在 5 月份增加，7 月份达到峰值，然后缓慢下降。此外，患者 SFTS 发病率的变化与蜱中 SFTSV 每月感染率的增加正相关，每增加 1%，SFTS 病例增加 19.8%(95% CI,2.3%~40.2%)。冬季也观察到了蜱感染 SFTSV，见图 7-6。在韩国济州岛东北部，包括 SH、AW 和 HD，有许多农场和湿地，蜱 SFTSV 的感染率在 7 月、8 月和 9 月达到顶峰。此外，济州岛冬季在蜱中检测到 SFTSV，但韩国冬季未报告 SFTS 病例。与 SFTSV RT-PCR 结果为阴性的患者(18.9℃±5.7℃；$P<0.001$)相比，62 例确诊的 SFTS 病例与较高的环境温度(22.5℃±4.2℃)呈相关。长角血蜱生长和繁殖的最佳温度范围是 20~24℃。济州岛在 5~10 月保持在 20℃ 以上的温度，SFTS 病例主要发生在农村，所以该地区是韩国蜱虫感染率最高和 SFTS 病例发病率最高的地区。

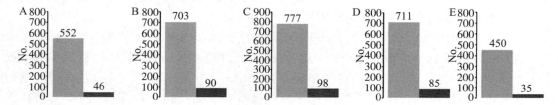

图 7-6 2016 年 6 月至 2019 年 1 月韩国济州岛蜱虫和人群 SFTSV 检出情况

■ SFTS 病例；■ 蜱虫 SFTSV 检出阳性。

A 图：Jeo Ji-ri 地区；B 图：Aewol-eup 地区；C 图：Seon Hul-ri 地区；D 图：Ha Do-ri 地区；E 图 Bo Mok-ri 地区。

(引自 Yoo JR, et al, Emerg Infect Dis, 2020, 26(9): 2292-2294, 本章参考文献[2])

第四节　预测预警

SFTS 自发现以来，疫情范围不断扩大，目前在韩国、日本、越南等多个国家都出现了 SFTS 病例，已成为威胁公众健康的重要新发传染病。因此，迫切需要对影响 SFTS 流行的各种因素进行系统的研究和分析。未来更应着力于构建新发传染病的监测和预警体系，筛选关键性的预警指标，拟合生物统计学模型或利用地理信息系统的时空分析来整合各种监测资源，对 SFTS 的流行进行预警，为决策者制定 SFTS 的预防控制对策提供重要的基础数据，以便为早期采取各种应对措施提供可能，提高快速应急处置能力。

一、监测和预警定义

监测是连续地、系统地收集疾病或其他卫生事件的资料，经过分析、解释后及时将信息反馈给所有应该知道的人(如决策者、卫生部门工作者和公众等)，并且利用监测信息的过程。系统的疾病监测工作最早开始于美国。随后，世界各国根据各自的需要建立了相应的监测系统，目前监测工作由以传染病为主的监测逐步增加非传染病内容的监测工作。目前，世界上对 SFTSV 的监测并没有统一的方案，建立全球标准化的 SFTSV 监测是今后各国努力的方向。

预警则是根据长期监测得到的基础资料，对一系列疫情指标或某一可能发生的疫情事件，提前对疫情达到某一危险水平或疫情事件发生概率做出预测，并及时将疫情发展趋势在时空水平上做出预报，以最大限度地降低因疫情蔓延或发生造成的危害。近年来，随着计算机技术的发展，再加上全球传染病蔓延增多和全球交通、气候变化等因素的影响下，传染病的预警技术取得了较快的发展，表现在信息采集方法、数据统计分析、疾病预测模型、风险报告系统、媒体信息甄别等方面的研发与更新。如在数据统计分析上，近年来常用时间序列数据分析方法来达到预警目的，包括迂回法、控制图法、时间序列模型、时空聚集性探测等。疾病预测模型分为定性预测和定量预测，定性预测方法有 Delphi 法、主观概率法、模糊聚类预测法等，定量预测主要是指数理模型中的微分方程模型、余弦模型、灰色预测模型、Markov 模型、贝叶斯模型、通径分析模型等，均是近年来发展较快的用于传染病预测的模型。

二、监测和预警的作用

SFTSV 属于白蛉病毒属第 3 组，通过蜱传播（特别是长角血蜱）和血液/体液接触传播。早期该病的病死率为 10%～15%，多死于多器官功能衰竭。SFTS 病例主要发生在 3～11 月，5～7 月是发病高峰，病例主要分布在我国北部、东部和中部农村地区，感染 50 岁以上的农民。多种家畜，特别是山羊和牛，可能是潜在的储存宿主。我们对 SFTSV 流行特征如季节性变化、重点人群分布等内容更深入的认识，可以更好地把握住预防性干预措施的时机。建立快速而有效的 SFTSV 监测与预警机制，可以描述 SFTSV 时间、地区、人群分布特征，确定与 SFTSV 相关的优先需要解决的公共卫生问题，检测与识别 SFTSV 的流行趋势与发展规律，及时分析与反馈有效信息，并尽快做出响应与处置，将疫情控制在最低水平，从而有效地避免或控制 SFTSV 的传播与暴发，为评价和制定 SFTSV 预防控制对策和措施提供科学依据。

未来还有许多问题需要进一步研究。第一，因为 SFTSV RNA 在许多患者体内不能被检测到，其他的病原体，如无形体、吞噬嗜热菌、埃利亚杆菌和出血热病毒（可以引起 SFTS 相同的临床症状）也要考虑。此外，应该使用一系列从鼠到高级非人类灵长类的动物感染模型对 SFTSV 的致病机理进行更深入的研究。第二，需要探索 SFTSV 在媒介-宿主-人生态循环，包括其他可能的传播媒介，如蚊子、蜱、螨和白蛉。还需要搞清楚家畜作为储存宿主发挥了什么重要作用。除了被污染的血液和分泌物，现在仍然不清楚在某些情况下是否可能发生气溶胶传播，母婴传播或粪-口传播。第三，SFTSV 流行地区正在扩大，由于没有特效的抗病毒治疗方法，所以对高危人群进行公共卫生预防至关重要。同时，迫切需要为高危人群和易感动物研发高效和安全的 SFTSV 疫苗，这将有助于预防和控制这种新发传染病在世界范围流行。

（刘社兰）

参考文献

[1] Yu XJ, Liang MF, Zhang SY, et al. Fever with thrombocytopenia associated with a novel bunyavirus in China [J]. N Engl J Med, 2011, 364(16):1523-1532.

[2] Yoo JR, Heo ST, Song SW, et al. Severe fever with thrombocytopenia syndrome virus in ticks and SFTS incidence in humans, South Korea [J]. Emerg Infect Dis, 2020, 26(9):2292-2294.

[3] Li DX. Fever with thrombocytopenia associated with a novel bunyavirus in China [J]. Zhonghua Shi Yan He Lin Chuang Bing Du Xue Za Zhi, 2011, 25(2):81-84.

[4] Li JC, Wang YN, Zhao J, et al. A review on the epidemiology of severe fever with thrombocytopenia syndrome [J]. Zhonghua Liu Xing Bing Xue Za Zhi, 2021, 42(12):2226-2233.

[5] 中华人民共和国卫生部. 发热伴血小板减少综合征防治指南[J]. 中华临床感染病杂志, 2011, 4(4):193-194.

[6] Huang X, Li J, Li A, et al. Epidemiological characteristics of severe fever with thrombocytopenia syndrome from 2010 to 2019 in Mainland China [J]. Int J Environ Res Public Health, 2021, 18(6):1-10.

[7] Miao D, Liu MJ, Wang YX, et al. Epidemiology and ecology of severe fever with thrombocytopenia syndrome in China, 2010-2018 [J]. Clin Infect Dis, 2021, 73(11):e3851-e3858.

[8] Zhang D, Sun C, Yu H, et al. Environmental risk factors and geographic distribution of severe fever with thrombocytopenia syndrome in Jiangsu Province, China [J]. Vector Borne Zoonotic Dis, 2019, 19(10):758-766.

[9] Liu S, Chai C, Wang C, et al. Systematic review of severe fever with thrombocytopenia syndrome: virology, epidemiology, and clinical characteristics [J]. Rev Med Virol, 2014, 24(2):90-102.

[10] Liu Q, He B, Huang SY, et al. Severe fever with thrombocytopenia syndrome, an emerging tick-borne zoonosis [J]. Lancet Infect Dis, 2014, 14(8):763-772.

[11] You AG, Du YH, Huang XY, et al. Characteristics of spatiotemporal distribution on severe fever with thrombocytopenia syndrome in Henan province [J]. Zhonghua Liu Xing Bing Xue Za Zhi, 2017, 38(10):1386-1389.

[12] Chen R, Kou Z, Xu L, et al. Analysis of epidemiological characteristics of four natural-focal diseases in Shandong Province, China in 2009-2017: A descriptive analysis [J]. PLoS One, 2019, 14(8):e0221677.

[13] Wang T, Li XL, Liu M, et al. Epidemiological characteristics and environmental risk factors of severe fever with thrombocytopenia syndrome in Hubei Province, China, from 2011 to 2016 [J]. Front Microbiol, 2017, 8:387.

[14] Wu H, Wu C, Lu Q, Ding Z, Xue M, Lin J. Spatial-temporal characteristics of severe fever with thrombocytopenia syndrome and the relationship with meteorological factors from 2011 to 2018 in Zhejiang Province, China [J]. PLoS Negl Trop Dis, 2020, 14(4):e0008186.

[15] Zhang L, Ye L, Ojcius DM, et al. Characterization of severe fever with thrombocytopenia syndrome in rural regions of Zhejiang, China [J]. PLoS One, 2014, 9(10):e111127.

[16] Li D. A highly pathogenic new bunyavirus emerged in China [J]. Emerg Microbes Infect, 2013, 2(1):e1.

[17] Zhang YZ, He YW, Dai YA, et al. Hemorrhagic fever caused by a novel Bunyavirus in China: Pathogenesis and correlates of fatal outcome [J]. Clin Infect Dis, 2012, 54(4):527-533.

[18] Zhang SF, Yang ZD, Huang ML, et al. Preexisting chronic conditions for fatal outcome among SFTS patients: An observational Cohort Study [J]. PLoS Negl Trop Dis, 2019, 13(5):e0007434.

[19] 葛子若, 田地, 陈志海. 发热伴血小板减少综合征死亡危险因素及预警模型研究进展[J]. 传染病信息, 2020, 33(5):462-464.

[20] Sun J, Gong Z, Ling F, et al. Factors associated with Severe Fever with Thrombocytopenia Syndrome infection and fatal outcome [J]. Sci Rep, 2016, 6:33175.

[21] Kwon JS, Jin S, Kim JY, et al. Viral and immunologic factors associated with fatal outcome of patients with severe fever with thrombocytopenia syndrome in Korea [J]. Viruses, 2021, 13(12):2351.

[22] Dong QM, He ZP, Zhuang H, et al. Clinical characteristics and risk factors of death in the patients with severe acute respiratory syndrome — analysis of 250 cases [J]. Zhonghua Liu Xing Bing Xue Za Zhi, 2004, 25(5):460.

[23] Li Y, Zhou H, Mu D, et al. Epidemiological analysis on severe fever with thrombocytopenia syndrome under the national surveillance data from 2011 to 2014, China [J]. Zhonghua Liu Xing Bing Xue Za Zhi, 2015, 36(6):598-602.

[24] Fang LQ, Liu K, Li XL, et al. Emerging tick-borne infections in mainland China: an increasing public health threat [J]. Lancet Infect Dis, 2015, 15(12):1467-1479.

[25] Zhang YZ, Zhou DJ, Qin XC, et al. The ecology, genetic diversity, and phylogeny of Huaiyangshan virus in China [J]. J Virol, 2012, 86(5):2864-2868.

[26] 孙娜, 陈志海. 发热伴血小板减少综合征病毒动物感染及动物模型[J]. 中国实验动物学报, 2017, 25(5):578-580.

[27] Zhu L, Yin F, Moming A, et al. First case of laboratory-confirmed severe fever with thrombocytopenia syndrome disease revealed the risk of SFTSV infection in Xinjiang, China [J]. Emerg Microbes Infect, 2019, 8(1):1122-1125.

[28] Hu YY, Zhuang L, Liu K, et al. Role of three tick species in the maintenance and transmission of Severe Fever with Thrombocytopenia Syndrome Virus [J]. PLoS Negl Trop Dis, 2020, 14(6):e0008368.

[29] Li JC, Wang YN, Zhao J, et al. A review on the epidemiology of severe fever with thrombocytopenia syndrome [J]. Zhonghua Liu Xing Bing Xue Za Zhi, 2021, 42(12):2226-2233.

[30] 史智扬, 张曾周, 焦温, 等. 江苏省发热伴血小板减少综合征布尼亚病毒血清流行病学调查[J]. 疾病监测, 2011, 009:676-678.

[31] 王庆奎, 葛恒明, 胡建利, 等. 江苏省东海县2010—2011年发热伴血小板减少综合征媒介及宿主动物监测研究[J]. 中国媒介生物学及控制杂志, 2013, 24(4):313-316.

[32] 吕燕宁, 窦相峰同, 王小梅, 等. 北京地区动物及蜱中新型布尼亚病毒携带状况的初步调查与分析[J]. 国际病毒学杂志, 2011, 18(2):33-36.

[33] Liu L, Guan XH, Xing XS, et al. Epidemiologic analysis on severe fever with thrombocytopenia syndrome in Hubei Province, 2010[J]. Zhonghua Liu Xing Bing Xue Za Zhi, 2012, 33(2):168-172.

[34] You AG, Li Y, Li DX, et al. Surveillance for sever fever with thrombocytopenia syndrome in Henan Province, 2017－2020[J]. Zhonghua Liu Xing Bing Xue Za Zhi, 2021,42(11):2024－2029.

[35] Niu G, Li J, Liang M, et al. Severe fever with thrombocytopenia syndrome virus among domesticated animals, China [J]. Emerg Infect Dis, 2013,19(5):756－763.

[36] Du Y, Cheng N, Li Y, et al. Seroprevalance of antibodies specific for severe fever with thrombocytopenia syndrome virus and the discovery of asymptomatic infections in Henan Province, China [J]. PLoS Negl Trop Dis, 2019,13(11):e0007242.

[37] Li P, Tong ZD, Li KF, et al. Seroprevalence of severe fever with thrombocytopenia syndrome virus in China: A systematic review and meta-analysis [J]. PLoS One, 2017,12(4):e0175592.

[38] 罗丽梅.布尼亚病毒传播媒介、宿主和蜱传疾病的人群血清流行病学研究[D].济南:山东大学,2016.

[39] Shin J, Kwon D, Youn SK, et al. Characteristics and factors associated with death among patients hospitalized for severe fever with thrombocytopenia syndrome, South Korea, 2013 [J]. Emerg Infect Dis, 2015,21(10):1704－1710.

[40] Yoshikawa T, Shimojima M, Fukushi S, et al. Phylogenetic and geographic relationships of severe fever with thrombocytopenia syndrome virus in China, South Korea, and Japan [J]. J Infect Dis, 2015,212(6):889－898.

[41] Park SW, Han MG, Yun SM, et al. Severe fever with thrombocytopenia syndrome virus, South Korea, 2013 [J]. Emerg Infect Dis, 2014,20(11):1880－1882.

[42] Park SW, Song BG, Shin EH, et al. Prevalence of severe fever with thrombocytopenia syndrome virus in Haemaphysalis longicornis ticks in South Korea [J]. Ticks Tick Borne Dis, 2014,5(6):975－977.

[43] Yun SM, Lee WG, Ryou J, et al. Severe fever with thrombocytopenia syndrome virus in ticks collected from humans, South Korea, 2013 [J]. Emerg Infect Dis, 2014,20(8):1358－1361.

[44] Kim KH, Yi J, Kim G, et al. Severe fever with thrombocytopenia syndrome, South Korea, 2012 [J]. Emerg Infect Dis, 2013,19(11):1892－1894.

[45] Takahashi T, Maeda K, Suzuki T, et al. The first identification and retrospective study of severe fever with thrombocytopenia syndrome in Japan [J]. J Infect Dis, 2014,209(6):816－827.

[46] Tran XC, Yun Y, Van An L, et al. Endemic severe fever with thrombocytopenia syndrome, Vietnam [J]. Emerg Infect Dis, 2019,25(5):1029－1031.

[47] Win AM, Nguyen YTH, Kim Y, et al. Genotypic heterogeneity of orientia tsutsugamushi in scrub typhus patients and thrombocytopenia syndrome co-infection, Myanmar [J]. Emerg Infect Dis, 2020,26(8):1878－1881.

[48] Zohaib A, Zhang J, Saqib M, et al. Serologic evidence of severe fever with thrombocytopenia syndrome virus and related viruses in Pakistan [J]. Emerg Infect Dis, 2020,26(7):1513－1516.

[49] Lai SJ, Feng LZ, Leng ZW, et al. Summary and prospect of early warning models and systems for infectious disease outbreaks [J]. Zhonghua Liu Xing Bing Xue Za Zhi, 2021,42(8):1330－1335.

[50] Buckeridge DL, Okhmatovskaia A, Tu S, et al. Understanding detection performance in public health surveillance: Modeling aberrancy-detection algorithms [J]. J Am Med Inform Assoc, 2008,15(6):760－769.

附表 7-1

游离蜱监测记录表

调查日期：_____年___月___日　调查时间：___时___分～___时___分

调查地点：_____省_____市_____县（区）_____乡镇_____村

海拔：_____　经度：_____　纬度：_____　气温：_____℃

监测生境：农村自然村周边□　农田□　荒坡草地□　林地□　城市公园□
　　　　　郊野公园□　森林公园□　荒漠□　草原□　其他_____

环境简要描述：_____

拖蜱距离：_____米　　　　　　　　　　　　　　　　拖蜱时间：_____分钟

| 地点[1] | 蜱种类[2] | 蜱数量 | | | | | 密度[3] | 备注 |
		幼	若	雌	雄	合计		

注：1. 地点：农村自然村内和周边可填写距离其最近的住户姓名。

　2. 蜱种类：如在一只动物上捕获几种蜱，请将各种类分行填写；鉴定不出种类的请写未鉴定种，如有多种，请编号，如未鉴定种1、未鉴定种2……

　3. 密度单位：只/布旗人工时。若用多只布旗进行拖蜱，请分别标注每只布旗的拖蜱时间和捕获的蜱数量。

监测单位：_____　监测人：_____　审核人：_____

附表 7-2
动物体表寄生蜱监测记录表

调查日期：_____年___月___日

调查地点：_____省_____市_____县(区)_____乡镇(街道)_____村/(小区)

动物编号[1]	动物种类[2]	活动区域[3]	蜱种类[4]	蜱数量					备注[5]
				幼	若	雌	雄	合计	

注：1. 动物编号：阴性动物也请编号，并填入动物种类、活动区域等。
    2. 种类：指动物的一般分类，如马、水牛、黄牛、牦牛、山羊、绵羊、猫、犬等。
    3. 活动区域：请填入序号，1 农田；2 林地；3 农村荒坡草地；4 城市公园；5 郊野公园；6 森林公园；7 荒漠；8 草原；9 圈养。
    4. 蜱种类：如在一只动物上捕获几种蜱，请将各种类分行填写；鉴定不出种类的请写未鉴定种，如有多种，请编号，(属名)1、(属名)2 等。
    5. 备注：可填写家养动物主人姓名。

监测单位：_____ 监测人：_____ 审核人：_____

第八章 预防与控制

SFTS 是由 SFTSV 感染引起的一种自然疫源性疾病,一般认为通过蜱虫叮咬感染人类,也可以通过患者的血液、体液、分泌物或气溶胶感染。临床表现以发热、白细胞降低和血小板减少为主要特征,少数患者病情较重且发展迅速,可因休克、呼吸衰竭、弥漫性血管内凝血、多功能脏器衰竭等导致死亡。2009 年,我国学者在发热、血小板减少等症状患者的血标本中检出 SFTSV 以来,SFTS 在我国的发病呈现上升趋势,疫情发现区域也呈现逐年扩大趋势。SFTS 作为一种新发传染病,目前尚无特效的治疗药物,临床上以对症和支持治疗为主,针对 SFTSV 感染的疫苗仍在研发中。因此,预防与控制该病的流行需要遵循控制传染源、切断传播途径、保护易感人群的原则,及时发现、识别、报告和治疗患者;降低环境中蜱密度,加强个人防护,减少感染暴露风险;降低人群 SFTS 的发病率和病死率。

第一节 流行病学调查

对 SFTS 病例及时开展流行病学调查,掌握疾病的流行特征,查明患者的感染来源,掌握患者发病和就诊情况、临床特征,探究影响疾病发生发展的危险因素。对符合定义的聚集性疫情开展调查时,应重点调查病例间的流行病学关联,分析传播链和传播途径。对 SFTS 重点地区开展宿主媒介调查,密切关注蜱密度变化,掌握重点地区蜱带毒率。为进一步预防与控制疾病提供科学依据。

一、流行病学个案调查

医疗机构应当按照《发热伴血小板减少综合征诊疗方案》和《发热伴血小板减少综合征中医诊疗方案》做好诊断和治疗。各级医疗机构发现符合病例定义的疑似或确诊病例时,参照乙类传染病的报告要求于 24 小时内通过中国疾病预防控制信息系统进行网络直报。疾病预防控制机构接到病例报告后,应当按照《发热伴血小板减少综合征流行病学调查方案》,立即组织专业人员开展流行病学调查,追溯可能的感染来源,调查传播途径及相关影响因素,填写《发热伴血小板减少综合征流行病学个案调查表》(附表 8-1)。

调查内容包括病例的基本情况,家庭及居住环境、暴露史、发病经过、就诊情况、实验室检查、诊断、转归情况等,并采集病例急性期和恢复期血清标本,按照《发热伴血小板减少综合征实验室检测方案》开展检测。调查内容如下:

1. 基本情况　包括年龄、性别、住址、职业、联系方式等。
2. 临床资料　通过查阅病历及化验记录，询问临床主治医生及病例、病例家属等方法，详细了解病例的发病经过、就诊情况、实验室检查结果、诊断、治疗、疾病进展、转归等情况。
3. 病例家庭及居住环境情况　通过询问及现场调查了解病例及其家庭成员情况、家庭居住位置、环境、家禽及家畜饲养情况等。
4. 暴露史及病例发病前后活动范围　询问病例发病前2周内劳动、旅行或可疑暴露史，了解其是否到过有蜱生长的场所，是否有蜱叮咬史。询问病例发病前2周内与类似病例的接触情况，包括接触方式、地点等。

二、聚集性病例调查

出现聚集性病例时，应当及时上报上级疾病预防控制机构，组织开展现场调查工作。采用查看当地医疗机构门诊日志、住院病历等临床资料、入户调查等方式开展病例的主动搜索，并对搜索出的疑似病例进行筛查、随访，必要时采集相关样本进行检测。现场调查应当注意调查感染来源，如怀疑存在人传人可能时应当评估人群感染及人传人的风险。

三、病例对照调查

通过开展病例对照调查，分析感染、发病等危险因素。选取实验室确诊病例为病例组，一般按照1∶2的比例在同村同性别同年龄组（年龄相差<5岁）健康人群中选取对照组，有条件的情况下，可采集对照组的血清标本进行筛查，以排除可能的隐性感染者。

四、媒介调查

调查病例居住地和周围环境中的动物种类、家畜及啮齿动物以及媒介的分布情况，采集自然环境、宿主动物体表媒介标本，计算密度并开展相关实验室检测，包括SFTSV核酸检测和病原分离，以查明媒介生物的密度及带毒情况。

蜱是SFTS的重要传播媒介。蜱类监测是全国病媒生物监测中一项重要内容，分为游离蜱和寄生蜱两大类。蜱密度监测参照《病媒生物密度监测方法：蜱类（GB/T 36788-2018）》标准，采用布旗法监测自然界外环境（草原、荒漠、灌木丛、林间草地及森林地带等）中的游离蜱；采用宿主体检蜱法监测宿主动物（牛、羊、马、驼、犬、啮齿类、家禽等）体表寄生的蜱。

（一）游离蜱密度监测

1. *方法及适用范围*　布旗法，适合监测自然界外环境（草原、荒漠、灌木丛、林间草地及森林地带）中的游离蜱。
2. *器具*
(1) 布旗：用白棉布（或白绒布）制成60 cm×90 cm的旗子2块，一块将60 cm的一边固定于100～120 cm的木（竹）杆上（图8-1a）；另一块将90 cm的一边固定于木（竹）杆上，杆的两端拴上一条结实的线绳或尼龙绳（图8-1b）。
(2) 防护装备：包括防护服、医用乳胶手套、白色长筒靴套。
(3) 计步器、镊子、试管、手套、计时器、测距仪、GPS定位仪。

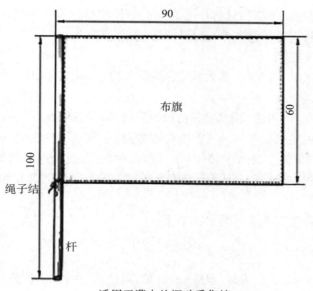

a. 适用于灌木丛摆动采集蜱

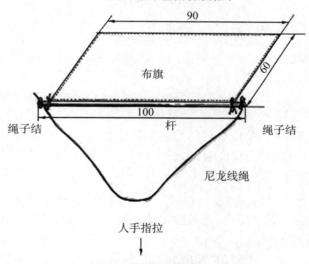

b. 适用于草地上等拖拉采集蜱

图 8-1 布旗法示意图

3. 操作步骤　调查者身着防护服在草地或荒漠中边走边拖拉布旗前行。在灌木丛及森林中可手持布旗行走在兽经小道上(动物经常活动行走的道路),左右摆动布旗使其接触到植被。每行走 20 m 检查并用镊子收集 1 次布旗两面黏附的蜱(包括爬到调查者防护服上的蜱)。调查时间至少 30 分钟,距离不得少于 100 m。记录采集到的蜱数及所用时间(h)。最后对蜱进行分类鉴定,计算总的蜱密度及单种蜱的密度(附表 8-2)。

4. 密度计算　游离蜱密度计算参照以下公式:

$$D = \frac{Nc}{Nt}$$

式中：D——蜱密度，单位为只每小时布旗（只/h 布旗）；Nc——采集到的蜱总数，单位为只；Nt——采集蜱的时间（若数人，应合计时间），单位为 h。

（二）寄生蜱密度监测

1. 方法及适用范围　宿主体检蜱法，主要监测宿主动物（牛、羊、马、犬、猪、啮齿类、家禽等）体上寄生的成蜱。

2. 器具　防护服、医用乳胶手套、白色长筒靴套、镊子、试管。

3. 操作步骤　用随机抽样法确定检查样本数量（一般牛不少于 10 只，羊不少于 20 只）。肉眼观察并用手触摸蜱的主要寄生部位（颈、耳背、股内侧、肛周等），将蜱逐只摘下，尽可能将宿主体上的所有蜱采集干净。记录有蜱寄生的宿主数及采集的蜱总数，并做好记录（附表 8-3）。

4. 密度计算　寄生蜱密度计算公式如下：

(1) 染蜱率计算公式：$R = \dfrac{Np}{Ne} \times 100\%$

式中：R——染蜱率；单位为%；Np——有蜱（阳性）宿主数，单位为只；Ne——检查宿主数，单位为只。

(2) 蜱密度计算公式：$D = \dfrac{Nc}{Ne}$

式中：D——蜱密度，单位为只每宿主（只/宿主）；Nc——采集到的蜱总数，单位为只；Ne——检查宿主总数，单位为只。

(3) 蜱密度指数公式：$I = \dfrac{Nc}{Np}$

式中：I——蜱密度指数，单位为只每宿主（只/宿主）；Nc——采集到的蜱总数，单位为只；Np——有蜱（阳性）宿主数，单位为只。

（三）蜱的分类、鉴定

参考有关专业资料，对捕获的蜱进行分类、鉴定、命名（学名）。若当地无法鉴定，可将采集到的蜱置于 75% 乙醇溶液中保存，送有鉴定能力的机构开展鉴定。

（四）核酸检测及病原分离

1. 核酸检测　采用 RT-PCR 扩增蜱标本的 DNA，并测定核苷酸序列。

2. 病原分离　有条件的实验室可对核酸阳性蜱标本进行病原分离，并将结果记录在表格中（附表 8-4、附表 8-5）。

第二节　健康教育与风险沟通

一、健康教育与健康促进

积极广泛宣传疾病防治和蜱等媒介生物的防治知识，促使广大群众掌握最基本的预防常识，引导公众理性看待疾病的发生，避免疫情发生后引起不必要的社会恐慌，做到科学有效防控。

健康教育的内容主要包括：应当尽量避免在蜱类栖息地如草地、树林等环境中长时间坐卧，如需进入此类地区，应穿长袖衣服，扎紧裤腿、袖口，不要穿凉鞋；在SFTS高发区进行野外劳作或游玩时，注意做好个人防护，在裸露的皮肤涂抹昆虫驱避剂；在蜱栖息地活动后，应仔细检查身体上有无蜱附着，一旦发现有蜱已叮咬皮肤，切勿拍打或撕拉，可用乙醇麻痹蜱虫，将镊子贴近皮肤，夹住其头部，慢慢向上提起，不要生拉硬拽，以免拽伤皮肤，拉不动切勿用力猛拽，取出后，再用碘酒或乙醇对伤口进行消毒处理；SFTS发病季节，有蜱叮咬史或野外活动史者，一旦出现发热等疑似症状或体征，应当及早就医，并告知医师相关暴露史；发现蜱时，不要用手直接接触，甚至挤破，要用镊子或其他工具夹取，如果不慎皮肤接触了蜱，尤其是接触蜱挤破后的流出物时，要进行消毒；在医院陪护或探视SFTS患者时，避免直接接触危重患者的血液、呼吸道分泌物等。

二、风险沟通

风险沟通作为专业机构、公众和媒体之间的沟通桥梁，对于增强专业权威性、疏导公众情绪、维护社会稳定等都起到重要的作用。在突发公共卫生事件应对早期开展风险沟通的需求评估将有利于快速、准确地传递信息。风险沟通内容是围绕着事件发生原因、伤亡人数、病原体、传播途径、症状与体征及严重程度、防护措施、治疗方法及政府采取措施等，疾控机构作为公共卫生应急风险沟通的技术支持机构应为沟通过程提供可靠信息资源。

SFTS聚集性疫情发生后，社会公众的心理非常敏感，尽管会倾向于相信权威程度高的信息源，但也可能盲目从众。政府及卫生健康行政部门应在第一时间将疫情相关信息全面、准确地告知公众，对稳定公众心态，动员公众力量具有重要的现实意义。疫情主要涉及部门应加强沟通与合作，将疫情监测信息，以及疫情的发生发展情况、防治措施和病毒的相关信息共享公开，及时回应社会关切，注重公众知情权，增加社会信任感。重视与公众的互动，通过微博、微信等网络新媒体来开展风险沟通，及时更新疫情信息，及时回应社交媒体上的传言等。卫生健康行政部门、疾控机构在指导各地做好疫情防控工作的同时，通过新媒体，如门户网站、微信公众号、专家宣传等多种形式，有针对性地向相关专业人员及广大群众进行疫情防控措施及科学防范知识的宣传教育，引导公众正确认识SFTS造成的健康风险，积极调动社会人员疫情防控的参与度。

第三节 消毒与院内感染控制

SFTS急性期患者、患者尸体血液及血性分泌物具有传染性，直接接触血液或血性分泌物可导致感染。因此，各地需要按照《发热伴血小板减少综合征经接触传播预防控制要点》的要求，对患者实施必要的隔离措施；医疗卫生人员和陪护人员在诊治、流调、护理和尸体处理过程中做好个人防护和消毒工作。医疗机构适时开展针对SFTS的院内感染防控技术培训，提高医疗卫生人员的个人防护意识，预防院内感染的发生。

一、病例与接触者管理

密切观察患者有无呕血、咯血、牙龈出血、血便或血尿等出血表现，对无出血表现的患者实施标准预防;有出血表现的患者应住院治疗,尽量单间隔离并张贴明确标识。患者诊疗用品专人专用,诊疗医务人员相对固定,尽量减少探视,所有进出人员做好个人防护。

对接触过患者血液、体液、血性分泌物或排泄物等且未采取适宜防护措施的接触者进行医学观察,自最后一次接触开始健康观察14天,如出现发热等异常症状时应立即前往医疗机构诊治。

二、医务及陪护人员防护

医疗、流调、采样、陪护及转运人员应在标准预防的基础上,按预防接触传播类疾病的原则进行防护。主要包括:在接触患者血液、体液、血性分泌物或排泄物等时应戴乳胶手套,离开隔离病室前,应摘除手套,洗手和(或)手消毒;从事气管插管或其他可能产生喷溅的诊疗操作时,应穿隔离衣并戴外科口罩和护目镜(或防护面罩),离开病室前,脱下隔离衣,放置于专用包装袋内并进行消毒。个人防护用品使用后应按照《医疗废物管理条例》要求进行规范处置。

三、消毒

患者就诊、住院或转运期间,按照《消毒技术规范(2002年版)》要求,做好病房环境和物体表面的消毒,对患者血液、体液、血性分泌物或排泄物及其污染的诊疗用品、生活用具等进行随时消毒。患者康复、离院或死亡后,应做好终末消毒工作。

(一)病房环境及物体表面消毒

收治患者的房间应保持环境清洁和空气流通。增加病房物体表面日常消毒次数,可选用含有效氯 500~1 000 mg/L 的消毒液擦拭消毒。当物体表面被血液、体液、血性分泌物或排泄物等污染物污染时,立即用含有效氯 2 000~4 000 mg/L 的消毒剂溶液作用 20 分钟后清理。

(二)诊疗用品消毒

听诊器、血压计等一般诊疗用品被血液、体液、血性分泌物或排泄物污染时,用含氯消毒剂擦拭或浸泡方法进行消毒处理;一次性使用的诊疗物品用后按《医疗废物管理条例》规定处理;重复使用的侵入性诊疗用品严密包装后按《医院消毒供应中心第二部分:清洗消毒及灭菌技术操作规范(WS310.2-2016)》规定处理。

(三)血液等污染物的清理与消毒

患者排出的血液、体液、血性分泌物或排泄物等用专用容器盛放,按 1∶4 比例加含有效氯 10 000~20 000 mg/L 的消毒液并放置 2 小时,按医疗机构的污水排放相关要求进行处理。

(四)医疗废弃物处理

患者的生活垃圾、污染物以及诊疗过程中产生的医疗废弃物按照《医疗废物管理条例》相关规定处理。

(五)尸体处理

1. **尸体** 使用含有效氯 2 000~3 000 mg/L 的消毒剂或 0.5% 过氧乙酸棉球将口、鼻、肛门、阴道等处堵塞,使用浸有上述消毒液的被单包裹尸体后装入不透水的塑料袋内。

2. **尸体衣物和搬运工具** 使用含有效氯 500~1 000 mg/L 的消毒剂喷洒后装袋送焚

烧。担架、推车等搬运工具使用后及时消毒处理,一般可采用擦拭、喷雾、熏蒸等消毒方法。

3. 停尸台　每取放一具尸体后都应用含有效氯 1 000~2 000 mg/L 的消毒剂对停尸台随时进行消毒。

4. 冷藏箱　对于存放未经消毒处理患者尸体的冷藏箱,待尸体取出后,采用含有效氯 1 000 mg/L 的消毒剂(可按 3∶7 比例添加乙醇以防止消毒剂被冷冻)进行终末消毒。

5. 尸体运送和处理人员　工作时应戴口罩、帽子和手套,穿胶鞋及隔离衣;搬运尸体或进行各项消毒操作后,要及时用过氧乙酸或含溴、含氯消毒剂清洗消毒双手。

四、医务人员培训

每年在疾病流行之前对医务人员开展专题培训,SFTS 高发地区的医疗机构建议在院内网站发布 SFTS 诊疗、预防和控制等相关知识,方便医务人员随时下载学习。要规范化建设发热门诊,做好疑似病例筛查,及时按要求进行救治、转诊及上报工作。重点科室包括血液内科、感染科等建议每年至少组织 1 次相关知识培训。对家属和陪护人员进行健康教育,健康教育的内容包括 SFTS 的介绍、传播途径、预后等内容,重点介绍医院感染预防和控制措施。

五、监督

发挥卫生健康行政部门、卫生监督部门的监督作用,加强对辖区内医疗机构医务人员开展 SFTS 防治知识培训情况的督查,发现问题及时整改,确保各项防控措施落实到位。

第四节　疫苗及药物

目前,尚无批准可供使用的 SFTS 疫苗或治疗药物用于预防或治疗 SFTSV 感染。因此,SFTSV 感染防治以预防蜱虫叮咬、出现临床症状及时就诊,临床上以对症治疗和支持治疗为主。

一、疫苗研究进展

目前,对于 SFTS 候选疫苗主要分为 4 类,即减毒活疫苗、病毒载体疫苗、DNA 疫苗和亚单位疫苗。猫、犬、雪貂等一些动物模型可用于评估候选疫苗的效力,但尚未建立可实用的非人灵长类动物模型。几种有前途的 SFTS 候选疫苗的功效已经在小动物模型中得到证实,其在未来是否投入使用有待研究。

(一) 减毒活疫苗

研究显示,从 SFTSV 菌株 HB29 通过反向遗传学方法产生了 2 种重组 SFTSV,命名为 rHB2912aaNSs 和 rHB29NSsP102A(均为 D 基因型)。在这 2 种重组病毒中,非结构蛋白 (nonstructural proteins,NSs)的蛋白质编码区被修饰,NSs 作为拮抗剂来逃避先天免疫(如 IFN 相关信号)。经 rHB29NSsP102A 或 rHB2912aaNSs 免疫的雪貂对 SFTSV 的交叉基因型分离株产生了强大的抗 SFTSV 免疫反应,该免疫反应能够在聚焦减少中和试验(focus-reduction neutralization test,FRNT)中中和活病毒,并且对 SFTSV 的 CB1/2014 菌株(基因型B)的交叉基因型致死性攻击具有可靠的保护作用。

(二) 病毒载体疫苗

1. **水疱性口炎病毒载体疫苗** 将SFTSV进化支AH12株(GenBank登录号ADZ04482.1)的人密码子优化糖蛋白Gn/Gc的开放阅读框(open reading frame, ORF)克隆到重组水疱性口炎病毒(recombinant vesicular stomatitis virus, rVSV)的ΔG载体中作为候选疫苗(命名为rVSV-SFTSV/AH12-GP)。有研究报告称,SFTSV感染处于在免疫功能低下的IFN α/β受体敲除C57/BL6小鼠会产生致命危害。因此,该小鼠模型成为评估候选疫苗保护功效的理想模型。rVSV-SFTSV/AH12-GP可在小鼠中引起强烈的体液免疫,在感染SFTSV后,其存活时间更长。并且,免疫途径(腹膜内、静脉内、皮下和鼻内途径)不会影响其保护效力。并且考虑到老年患者在SFTSV感染后死亡的风险很高,研究还针对性测试了疫苗在老年小鼠中的作用,结果表明rVSV-SFTSV/AH12-GP对老年小鼠有效,因此该候选疫苗具有进一步开发的价值。

2. **痘苗病毒载体疫苗** 痘苗病毒(Vaccinia virus, VAC)被用于具有免疫原性的重组疫苗载体,其第三代菌株LC16m8(简称m8)高度减活并具有免疫原性,可以感染哺乳动物细胞并复制繁殖。因此,第三代VAC菌株作为载体被广泛用于疫苗的研究,特别是病毒出血性传染病疫苗。菌株LC16m8重组疫苗在感染细胞中产生了表达SFTSV核蛋白(nucleoprotein, N)、包膜糖蛋白前体(glycoprotein precursor, GPC)以及N和GPC的重组m8s,即m8-N、m8-GPC和m8-N+GPC。其中m8-GPC和m8-N+GPC感染的细胞都被证实在体外产生SFTS病毒样颗粒(virus-like-particles, VLP),并且N可以结合到m8-N+GPC感染的细胞产生的病毒样颗粒中。对该疫苗免疫原性分析结果表明,基于m8的SFTSV疫苗均可诱导体液免疫,并且诱导效力与SFTSV相当。通过C57BL/6小鼠模型对疫苗效力分析结果表明,基于m8的SFTSV疫苗对致命的SFTSV感染具有保护作用,而m8-N和m8-GPC(包括m8-N+GPC)的疗效存在差异,其中重组m8-GPC和m8-N+GPC被认为是SFTS有前途的候选疫苗。

(三) DNA疫苗

Kwak研究团队根据从中国、韩国和日本患者中分离的31株临床分离株的序列,将编码全长Gn、Gc、N、NSs和RNA依赖性RNA聚合酶(RNA-dependent RNA polymerase, RdRp)基因的共有序列克隆到经修饰的pVax1表达载体中,研制出相应的SFTSV DNA疫苗(pVax1-Gn、pVax1-Gc、pVax1-N、pVax1-NSs和pVax1-RdRp)。而Gn/Gc可能是诱导保护性免疫的最有效抗原。研究采用老年雪貂(年龄>4岁)模型评估SFTSV DNA疫苗的保护功效,采用皮内注射的方式接种所有5种SFTSV DNA疫苗(pVax1-Gn、pVax1-Gc、pVax1-N、pVax1-NSs和pVax1-RdRp)的混合物,并在2周内完成3次接种。然后用半数致死剂量($10^{7.6}$半数致死剂量的SFTSV CB1/2014株,基因型B)感染接种疫苗和未接种疫苗(对照)的雪貂,感染时间定为第3次疫苗接种后2周或4周。结果发现,所有接种疫苗的雪貂都存活下来,而所有对照雪貂都在感染后10天内死亡。数据表明,SFTSV DNA疫苗可以预防致命的SFTSV感染,并且在最后一次接种疫苗后2周和在最后一次接种后4周进行感染的雪貂在血清病毒载量、血小板计数、白细胞计数、温度变化或相对体重百分比方面差异没有统计学意义。

另开发了一种编码SFTSV基因Gn和Gc以及NP-NS融合抗原的单一重组质粒

DNA,作为候选疫苗。将病毒抗原与 Fms 样酪氨酸激酶-3 配体(Fmslike tyrosine kinase-3 ligand,Flt3L)融合,并将 IL-12 基因整合到质粒中以增强细胞介导的免疫。在致命的 SFTSV 攻击下,含 IL-12 基因的质粒接种可对 IFNAR 基因敲除小鼠提供完全保护,而用不含 IL-12 基因的质粒接种可获得部分保护,接种模拟载体的小鼠在感染后 5 天内死亡。这一结果表明 IL-12 的表达提高了 DNA 疫苗的效力。

(四) 亚单位疫苗

基于上述减毒活疫苗及重组载体疫苗的研究,很少有报告评价灭活疫苗和亚单位疫苗的效力。有文献报道 SFTSV NSs 作为疫苗成分的功效,用 100 μg 纯化的重组 NSs 免疫 C57BL/6 小鼠,然后用 SFTSV 攻击小鼠,结果发现接种重组 NSs 疫苗的小鼠的病毒血症水平与对照组小鼠没有显著差异。因此,作者得出结论,接种重组 NSs 疫苗不能促进小鼠体内 SFTSV 的清除。

二、药物研究进展

(一) 抗病毒药物

1. **利巴韦林** 利巴韦林对 DNA 和 RNA 病毒均具有抑制作用,其作用机制为抑制病毒复制所需要的 RNA 聚合酶。利巴韦林作为一种广谱的核苷酸类抗病毒药物,在临床上得到广泛使用,包括克里米亚-刚果出血热(Crimean-Congo hemorrhagic fever,CCHF)、裂谷热(rift valley fever,RVF)和肾综合征出血热(hemorrhagic fever with renal syndrome,HFRS)在内的其他出血热疾病的抗病毒治疗中发挥积极作用。因此,自 SFTS 发现以来,利巴韦林就作为首选抗病毒药物用于治疗 SFTS。近年来,有文献指出,利巴韦林在体外虽有抑制病毒活性的作用,但在临床上治疗 SFTS 的效果不明显,缺乏强有力的数据和临床试验证实。最新研究表明,利巴韦林治疗降低了病毒载量低于 10^6 拷贝/毫升(入院时检测)的患者的病死率,但对病毒载量超过 10^6 拷贝/毫升的患者没有影响。

2. **法匹拉韦** 法匹拉韦是一种针对 RNA 病毒的抗病毒药物,2016 年法匹拉韦获国家食品药品监督管理总局批准开始临床试验。有文献对 2 例 SFTS 患者使用法匹拉韦治疗,其用药剂量参照日本食品药品管理局批准的治疗流感的建议,研究发现,在开始用药阶段病毒载量下降得非常快,治疗后尿液和脑脊液病毒载量呈阴性,不久血液参数和症状恢复。同时,也观察到肝功能异常、丘疹等可能的副作用。目前尚未被批准用于临床使用,其安全性和有效性需要更多的研究证实。

3. **其他抗病毒药物** 目前,尚未发现单独使用 IFN 用于治疗 SFTS 的文献报道。一项体外 SFTS 病毒感染研究发现,与利巴韦林联合使用对病毒感染的抑制作用远大于单独使用 IFN。另一项对住院 SFTS 患者使用利巴韦林联用 IFN 效果评价分析,结果显示,利巴韦林联用 IFN 对降低最高病毒载量、减少血小板损失以及改善临床重症可能具有一定效果。

(二) 钙通道阻滞剂

通过筛选美国食品及药物管理局(Food and Drug Administration,FDA)批准的药物库发现,钙通道阻滞剂与抑制 SFTSV 感染和降低 SFTS 患者的病死率相关。钙通道阻滞剂可以通过调节依赖于细胞内 Ca^{2+} 水平的不同病毒依赖细胞通路,以不同的机制抑制这些病毒感染。这些抑制机制也可能以协同方式起作用。盐酸贝尼地平在体外可能通过破坏病毒内化和基因组复制抑制 SFTSV 的复制,具体作用机制尚未完全明确。进一步的实验表明,包括硝苯地平在内的钙通道阻滞剂能够抑制 SFTSV 的感染。在人源化小鼠模型中进一步分析了这 2 种钙通道阻滞剂的抗 SFTSV 作用,均导致病毒载量降低和死亡率降低。重要的是,通过对 2 087 名 SFTS 患者进行回顾性队列研究,我们发现服用硝苯地平可提高病毒清除率,改善临床恢复,并显著降低 5 倍以上的病死率。

由于该疾病具有传染性,因此有出血倾向的患者均需要进行隔离治疗,隔离后由于与人交流的机会较少,患者多会感觉孤独,加之对疾病及病程进展缺乏认识,易使患者敏感多疑,可能产生恐惧、抑郁,由于疾病的传染性导致的自卑感等不良情绪。因此,患者在接受药物治疗的同时,医护人员应积极关注患者的心理动态,并积极进行心理疏导和教育指引,从而使患者保持积极健康的心理状态。保持良好心理状态、合理饮食、均衡营养摄入、充足的睡眠、适当的运动、规律的生活状态等对疾病恢复具有积极作用。

第五节　临床医护人员防护

一般情况下无须对患者实施隔离,但有出血表现的住院患者,应尽量单间隔离并张贴明确标识。患者诊疗用品专人专用,诊疗医务人员相对固定,尽量减少探视,所有进出人员做好个人防护。

一、临床诊疗

在接触患者血液、体液、血性分泌物或排泄物等时应戴乳胶手套;离开隔离病室前,应摘除手套,洗手和(或)手消毒。当从事气管插管、气管切开、吸痰或其他可能产生喷溅的诊疗操作时,应穿隔离衣并戴外科口罩和护目镜(或防护面罩);操作时预防针刺伤。严格执行手卫生,手部皮肤有破损时戴双层乳胶手套。离开病室前,脱下隔离衣,置于专用包装袋内并进行消毒。若使用一次性隔离衣,用后按《医疗废物管理条例》要求进行处置。另外,在抢救或护理危重患者时,尤其是患者有咯血、呕血等出血现象时,医务人员及陪护人员应加强个人防护,避免与患者血液直接接触。

二、样本处理

标本采集时严格遵守无菌操作技术并执行标准预防。采集后应当将标本置于防漏耐刺容器中送检,容器有污染时随时消毒。对采集的血液、体液等生物标本严格按照生物安全管理制度运送、保存和检测。

患者排出的血液、体液、血性分泌物或排泄物等用专用容器盛放,按 1∶4 比例加含有效氯 10 000~20 000 mg/L 的消毒液并放置 2 小时,按医疗机构的污水排放进行处理。

第六节　公共卫生人员防护

根据 SFTS 经接触传播预防控制要点要求,流调、采样、陪护及转运人员应在标准预防基础上,按预防接触传播类疾病的原则进行防护。

在流行病的调查过程中,调查者应当采取相应的个人防护措施,尤其应当注意避免被蜱叮咬或直接接触患者的血液分泌物或排泄物等。

在标本采集、运输及实验室工作过程中,要按照《病原微生物实验室生物安全管理条例》等相关规定,做好生物安全工作。标本采集时可进行一般性防护(穿戴口罩、手套和长袖工作服)。采集后应当将标本置于防漏容器中送检,注意不要污染容器的外表,并做好相应的消毒。进行血清学和核酸检测时,应当在生物安全Ⅱ级及以上的实验室开展。

野外采集标本时,应穿着颜色明亮的防护服,并将衣袖或裤管口扎紧以防蜱叮咬人体。进入林区采蜱时务必戴好防护帽。操作时戴上橡胶手套;裸露的皮肤涂抹驱避剂,如含有避蚊胺的市售驱避剂或花露水,可以持续保护几个小时;每天的调查活动结束后,调查人员应采用自检或互检的方式,看是否有蜱叮入或附着,发现蜱后立即清除;一旦发现有蜱已钻入皮肤,不要生拉硬拽,以免拽伤皮肤,还易将蜱的头部留在皮肤内,应该用乙醇等麻痹蜱虫头部或尽快到专业医疗机构取出,然后做局部消毒处理,并随时观察身体状况,如果出现发热、叮咬部位发炎破溃及红斑等症状,及时到相关部门诊断是否患上蜱传疾病,避免错过最佳治疗时机。尽量不要接触蜱的体液,如果不小心接触,需要及时消毒处理。

第七节　环境相关危险因素防控

一、监测

(一)病例监测

医疗机构应当按照《发热伴血小板减少综合征诊疗方案》和《发热伴血小板减少综合征中医诊疗方案》做好诊断和治疗。各级医疗机构发现符合病例定义的疑似或确诊病例时,暂时参照乙类传染病的报告要求于24小时内通过中国疾病预防控制信息系统进行网络直报。疾病预防控制机构接到病例报告后,应当按照SFTS流行病学调查方案,立即组织专业人员开展流行病学调查,追溯可能的感染来源,调查传播途径及相关影响因素等。

(二)媒介监测

根据2016年我国修订《全国病媒生物监测方案》,新增蜱类监测,在全国范围内推动蜱类监测实施。

1. **监测方法**　寄生蜱采用宿主体表检蜱法,游离蜱采用布旗法。
2. **监测时间**　各地根据当地气候条件、蜱类活动高峰和实际工作情况,确定监测月份,每年监测3次以上。
3. **监测生境**　每个监测点分别选择1个以上农村居民区、农村外环境、景区等生境,并填写《蜱密度监测汇总表》(附表8-6)。

二、病例血液、分泌物及气溶胶感染防护

流行病学调查发现,接触SFTS患者急性期血液、分泌物或排泄物及污染的物品可导致疾病传播,同时不排除气溶胶传播的可能。因此,对有出血表现的患者应住院治疗,尽量单间隔离并张贴明确标识。患者诊疗用品专人专用,诊疗医务人员相对固定,尽量减少探

视,所有进出人员做好个人防护。医疗、流调、采样、陪护及转运人员应在标准预防基础上,按预防接触传播类疾病的原则进行防护。患者康复、离院或死亡后,应做好终末消毒工作。

三、流行病学调查与处置

根据《发热伴血小板减少综合征防治指南》,做好相关调查处置工作。

(一)隔离治疗

一般情况无须对患者实施隔离,有出血表现的患者应住院治疗,尽量单间隔离并张贴明确标识。患者诊疗用品专人专用,诊疗医务人员相对固定,尽量减少探视,所有进出人员做好个人防护。

(二)病例管理

要求做好病例接触者防护,尤其是可能接触到血液、体液等诊疗、陪护等活动。对病例的医疗废弃物、污染衣物等进行消毒处理,降低传播风险。

(三)病例密切接触者排查和追踪

对病例的密切接触者进行排查和追踪登记,并实施医学观察和随访,医学观察期限一般为2周。

(四)终末消毒

患者转诊、康复、离院或死亡后,应按照要求对场所消毒,做好终末消毒工作。

四、媒介控制

蜱虫防治主要有以下几个方面:环境防治、化学药物防治、个人防治、遗传防治、生物防治等多种方法。

(一)蜱虫环境防治

清除杂草灌木、草原改良、清理家畜及家禽圈舍、封堵缝隙等破坏蜱虫繁殖和生活场所。堵塞前先向裂缝内喷洒杀蜱药物,然后以水泥、石灰、黄泥堵塞,并用新鲜石灰乳粉刷圈舍;用杀蜱药液对圈舍内墙面、门窗、柱子做滞留喷洒,保持畜舍干燥。蜱虫可以在多种宿主动物体表寄生,应定期开展灭鼠,治理牛、羊等家畜体表附着的蜱虫等措施,防止蜱类游离后叮咬人群。对于牧场可以采用轮换牧场的方法,封锁牧场,将牧场隔离后蜱虫由于无宿主而饿死。

(二)蜱虫化学药物防治

主要是通过药物对自然界中及动物身体上的蜱虫进行杀灭。发现家畜、家禽携带蜱类,可及时检视,用镊子取下后焚烧。蜱类较多时,可喷洒倍硫磷、毒死蜱、顺式氯氰菊酯等杀虫剂,或对家畜进行定期药浴杀蜱。同时也可以利用性信息素和杀虫剂混合使用诱杀蜱虫。使用化学杀虫剂是蜱防治的主要手段,但长期大量使用化学药物会引起蜱虫抗药性的发生、发展。另外对于山林等环境,大量喷洒药物还会导致严重的环境污染,一些非靶标生物也因接触药物而死亡,破坏生态环境,给人类健康带来潜在的危害。

(三)个人防治

尽量减少到蜱孳生环境内活动,如若到野外劳作或活动时,最好穿白色衣裤,另将白色长袜套于裤腿外,并扎紧收口,佩戴遮阳帽。对于裸露的皮肤,应使用驱避剂,也可以使用药物浸泡衣服驱赶蜱虫。活动结束后,检查是否有蜱虫附着,并进行消灭,防止被蜱虫叮咬。由于蜱在宿主的寄生部位常有一定的选择性,一般在皮肤较薄,不易被搔动的部位。应仔细检查人的颈部、耳后、腋窝、大腿内侧、阴部和腹股沟等皮肤松软处,以免漏检。一旦发现有蜱已咬钻入皮肤,不要生拉硬拽,以免拽伤皮肤,还易将蜱的头部留在皮肤内。应尽快到专业医疗机构取出,然后做局部消毒处理,用烟头烫,蜱虫自动退出。并随时观察身体状况,如出现发热、叮咬部位发炎破溃及红斑等症状,及时到相关部门诊断是否患上蜱传疾病,避免错过最佳治疗时机。尽量不要接触蜱的体液,如不小心接触,及时消毒处理。

(四) 蜱虫的遗传防治

1. 化学绝育　目前主要使用的是噻替哌、甲基涕巴等。
2. 辐射绝育　用射线处理,导致蜱虫取食产卵受抑制。

(五) 蜱虫的生物防治

可以通过蜱虫天敌如寄生蜂,真菌寄生如白僵菌、黄曲霉等,进行蜱虫防治。还可以通过种植有趋避作用的植物进行趋避防治。

五、健康教育

由于目前没有针对 SFTS 的疫苗和特效药物,临床主要采取对症支持治疗和广谱抗病毒治疗,预防控制处于被动状态。SFTS 作为新发传染病,广大群众对疾病相关知识知晓率低,对疾病危害认知不足,采取有效防护能力较低,是导致疾病高患病率、高病死率的部分原因。因此,我们应积极、广泛地宣传疾病防治和蜱等媒介生物的防治知识,使广大群众掌握最基本的预防常识,从而有效地保护自己,及时有效地采取预防手段,减少感染暴露风险。使公众正确对待疾病的发生,避免疫情发生后引起不必要的社会恐慌。

第八节　防治组织实施和效果评价

一、灭蜱开展及效果评价

各级疾病预防控制机构负责辖区内的媒介监测工作,根据本地 SFTS 的流行特征,适时根据《病媒生物密度监测方法:蜱类(GB/T 36788 - 2018)》标准开展游离蜱和寄生蜱虫密度监测工作,同时做好数据的收集、分析、上报和反馈等工作。根据监测工作需求组织专业技术人员开展病媒生物监测方法、分类鉴定和监测工具使用的技术培训。上级卫生健康行政部门根据疫情防控工作需要,组织专业技术人员对监测工作开展质量抽查与考核等工作。

二、健康教育实施与效果评估

健康教育应以乡镇为单位开展实施。通过政府牵头、部门合作、专业机构提供技术服务,建立起群防群控的工作格局。政府部门负责健康教育工作的组织、领导和协调,各级疾病预防控制机构负责具体的实施。疾控部门组织成立专门的健康教育小组,其应具有专业理论水平和实际应用技能,定期为居民开展健康教育工作。根据不同层次目标人群的年龄信息、文化程度、认知水平,可采用一对一口述讲解、专题讲座、发放宣传折页、播放视频广播等形式多样的宣传教育方式。主要内容包括:蜱虫的认识、SFTS基本知识、流行病学特征、症状体征、治疗及预防措施等。采用调查问卷的方式对健康教育效果评估结果显示,健康教育干预措施实施后关于蜱虫病及人感染SFTSV各项知识知晓率均有提高。

(吴家兵　龚　磊　宋丹丹)

参考文献

[1] 中华人民共和国卫生部. 发热伴血小板减少综合征诊疗方案(节选)[J]. 中国社区医师,2010,26(40):3.

[2] 中华人民共和国卫生部. 发热伴血小板减少综合征中医诊疗方案[J]. 中国社区医师,2010,26(40):3.

[3] 中华人民共和国卫生部. 发热伴血小板减少综合征流行病学调查方案(节选)[J]. 中国社区医师,2010,26(40):4.

[4] 中华人民共和国卫生部. 发热伴血小板减少综合征经接触传播预防控制要点[J]. 首都公共卫生,2011,5(6):285-286.

[5] Yu K M, Park S J, Yu M A, et al. Cross-genotype protection of live-attenuated vaccine candidate for severe fever with thrombocytopenia syndrome virus in a ferret model[J]. Proc Natl Acad Sci USA,2019,116(52):26900-26908.

[6] Dong F, Li D, Wen D, et al. Single dose of a rVSV-based vaccine elicits complete protection against severe fever with thrombocytopenia syndrome virus[J]. NPJ Vaccines,2019,4:5.

[7] Yoshikawa T, Taniguchi S, Kato H, et al. A highly attenuated vaccinia virus strain LC16m8-based vaccine for severe fever with thrombocytopenia syndrome[J]. PLoS Pathog,2021,17(2):e1008859.

[8] Kwak J E, Kim Y I, Park S J, et al. Development of a SFTSV DNA vaccine that confers complete protection against lethal infection in ferrets[J]. Nat Commun,2019,10(1):3836.

[9] Kang J G, Jeon K, Choi H, et al. Vaccination with single plasmid DNA encoding IL-12 and antigens of severe fever with thrombocytopenia syndrome virus elicits complete protection in IFNAR knockout mice[J]. PLoS Negl Trop Dis,2020,14(3):e0007813.

[10] Liu R, Huang D D, Bai J Y, et al. Immunization with recombinant SFTSV/NSs protein does not promote virus clearance in SFTSV-infected C57BL/6J mice[J]. Viral Immunol,2015,28(2):113-122.

[11] Liu W, Lu Q B, Cui N, et al. Case-fatality ratio and effectiveness of Ribavirin therapy among hospitalized patients in China who had severe fever with thrombocytopenia syndrome[J]. Clin Infect Dis,2013,57(9):1292-1299.

[12] Li H, Lu Q-B, Xing B, et al. Epidemiological and clinical features of laboratory-diagnosed severe fever with thrombocytopenia syndrome in China, 2011-17: A prospective observational study[J]. The Lancet Infectious Diseases,2018,18(10):1127-1137.

[13] 张绍飞. 发热伴血小板减少综合征临床用药效果评价[D]. 北京:军事科学院,2019.

[14] Song R, Chen Z, Li W. Severe fever with thrombocytopenia syndrome (SFTS) treated with a

novel antiviral medication, Favipiravir (T-705)[J]. Infection, 2020, 48(2): 295-298.
[15] Shimojima M, Fukushi S, Tani H, et al. Combination effects of Ribavirin and interferons on severe fever with thrombocytopenia syndrome virus infection[J]. Virol J, 2015, 12: 181.
[16] Li H, Zhang L K, Li S F, et al. Calcium channel blockers reduce severe fever with thrombocytopenia syndrome virus (SFTSV) related fatality[J]. Cell Res, 2019, 29(9): 739-753.
[17] 王娜. 浅谈发热伴血小板减少综合征患者的心理护理及健康教育[J]. 护理实论, 2019(3): 161-162.
[18] 何益新, 黄永, 何嗣胜, 等. 铜陵市一起发热伴血小板减少综合征聚集性疫情流行病学调查研究[J]. 中国预防医学杂志, 2018, 19(7): 553-556.
[19] 陈金霞, 胡艳, 徐静. 罗山县 2010—2019 年发热伴血小板综合征流行特征分析[J]. 医药论坛杂志, 2020, 41(5): 79-83.
[20] 发热伴血小板减少综合征防治指南(010 版)[J]. 中华临床感染病杂志, 2011, (4): 193-194.
[21] 李雨卓, 郭文洁. 蜱虫的诊断及防治[J]. 养殖与饲料, 2021, 20(2): 98-99.
[22] 俞英昉, 田利光. 蜱杀虫剂的研究现状. 中国血吸虫病防治杂志[J]. 2020, 32(1): 106-109.
[23] 王璐, 王秋景, 李世波, 等. 2011—2018 年舟山海岛岱山县新型布尼亚病毒相关病媒生物监测及防控策略研究[J]. 上海预防医学, 2020, 32(6): 521-526.
[24] 包群燕, 徐彦, 刘剑纳. 健康教育对蜱虫病及人感染新型布尼亚病毒病感染的预防控制效果分析[J]. 中国地方病防治杂志, 2021, 36(1): 50-51.

附表 8-1
SFTS 流行病学个案调查表

1　一般情况
1.1　姓名：_____（14 岁以下同时填写家长姓名_____）
1.2　性别：① 男　② 女
1.3　民族：① 汉族　② 其他_____
1.4　出生日期：_____年____月____日(若无详细日期,填写实足年龄____岁)
1.5　职业：
(1) 幼托儿童　(2) 散居儿童　(3) 学生　(4) 教师　(5) 保育员/保姆
(6) 餐饮食品业　(7) 公共场所服务业　(8) 商业服务　(9) 旅游服务业
(10) 医务人员　(11) 干部职员　(12) 工人　(13) 民工　(14) 农民
(15) 林业　(16) 采茶　(17) 牧民　(18)狩猎　(19) 销售/加工野生动物
(20) 离退人员　(21) 家务待业　(22) 不详　(23) 其他_____
1.6　现住址：_____省_____市(地、州)_____县(市、区)_____乡(镇、街道)_____村(居委会)_____组(门牌)
1.7　联系电话：_____　联系人：_____　与患者关系：_____
1.8　身份证号：_____
2　发病情况
2.1　发病时间：_____年____月____日
2.2　就诊情况

就诊次数	就诊日期	就诊医疗机构	医疗机构级别	诊断	门诊/住院病例
第1次					
第2次					
第3次					
第4次					

注:医疗机构级别:(1) 村卫生室　(2) 乡镇级　(3) 县区级　(4) 地市级及以上

2.3　现住医院入院时间:_____年___月___日

2.4　住院号:_____

2.5　入院诊断:_____

2.6　是否出院:① 是　② 否

如已出院:

2.6.1　出院诊断:_____

2.6.2　出院时间:_____年___月___日

2.7　本次调查时患者情况:① 痊愈　② 好转　③ 恶化　④ 死亡

2.8　最后转归:① 痊愈　② 死亡　③ 其他

3　临床表现

3.1　首发症状:_____

3.2　全身症状、体征:_____

3.2.1　发热:① 有,最高:_____℃　② 无

3.2.2　畏寒:① 有　② 无

3.2.3　头痛:① 有　② 无

3.2.4　乏力:① 有　② 无

3.2.5　全身酸痛:① 有　② 无

3.2.6　眼结膜充血:① 有　② 无

3.2.7　皮肤瘀点或瘀斑:① 有　② 无

3.2.8　牙龈出血:① 有　② 无

3.2.9　食欲减退:① 轻度　② 厌食　③ 无

3.2.10　恶心:① 有　② 无

3.2.11　呕吐:① 有　② 无

3.2.12　呕血:① 有　② 无

3.2.13　腹痛:① 有　② 无

3.2.14　腹胀:① 有　② 无

3.2.15　腹泻:① 有,_____次/天　② 无

3.2.16　大便性状:① 血便　② 黑便　③ 水样便　④ 其他_____

3.2.17　肾区疼痛:① 有　② 无

3.2.18　淋巴结肿大:① 有　② 无

3.2.18.1　若有,肿大部位及大小,是否压痛:_____

3.3　其他:_____

4　血常规检查

序次	检查日期 (年/月/日)	白细胞 (10^9/L)	血小板 (10^9/L)	中性粒细胞计数 (10^9/L)	淋巴细胞计数 (10^9/L)	检测单位

5　流行病学调查

5.1　发病前1个月居住地类型(可多选)：① 丘陵或山区　② 平原　③ 其他_____

5.2　若5.1选②或③,则发病前1个月是否去过丘陵或山区？
① 是,具体地点(越细越好)_____　② 否　③ 不记得

5.3　发病前2周户外活动史：

5.3.1　种地：① 是　② 否

5.3.2　割草：① 是　② 否

5.3.3　打猎：① 是　② 否

5.3.4　采茶：① 是　② 否

5.3.5　放牧：① 是　② 否

5.3.6　采伐：① 是　② 否

5.3.7　旅游：① 是_____　② 否

5.3.8　其他主要活动_____

5.4　发病前1个月居住地是否有蜱：① 有　② 无　③ 不知道

5.5　发病前1个月内是否见过蜱：① 是　② 否　③ 不认识

5.6　发病前2周内是否被蜱叮咬过：① 是　② 否　③ 不知道

5.6.1　若被叮咬过,时间及次数：① 次数____

② 首次被咬时间：_____年____月____日

③ 末次被咬时间：_____年____月____日

5.6.2　叮咬部位(可多选)：① 脚　② 腿　③ 腹部　④ 背部　⑤ 颈部　⑥ 其他

5.7　发病前2周内有无皮肤破损：① 有　② 无

5.8　发病前是否听说过同村有类似患者(未接触)：① 是　② 否(跳至5.9)

5.8.1　听说类似患者情况

姓名	性别	年龄	现住址	联系方式

5.9 发病前是否接触过类似患者：① 是　② 否(跳至 5.10)
5.9.1 所接触患者情况

姓名	性别	年龄	现住址	关系	诊断	接触方式	联系方式

注：接触方式(可多选)：① 直接接触患者血液　② 直接接触患者分泌物、排泄物　③ 救治/护理　④ 同处一室　⑤ 其他(在表中注明)

5.10 家中饲养动物情况：① 是(填下表)　② 否　③ 不知道

饲养动物种类	发病前 2 周内是否与饲养动物接触	动物身上是否有蜱附着

注：动物身上是否有蜱附着：① 是　② 否　③ 不知道

5.11 发病前 2 周野生动物接触情况：① 是(填下表)　② 否　③ 不知道

动物种类	动物身上是否有蜱附着	备注

5.12 病前 1 个月内家中是否发现过老鼠？① 有　② 无　③ 不知道
6　调查小结
7　标本编号(编码规则附后)
　7.1 血清标本：_____
　　7.1.1 急性期血清编号：_____。
　　7.1.2 恢复期血清编号：_____。
8　实验室检验结果
　8.1 病毒分离结果：① 阳性　② 阴性　③ 未检测/未收到标本
　8.2 核酸检测结果：① 阳性　② 阴性　③ 疑似　④ 未检测/未收到标本
　8.3 血清学检测结果

	ELISA		间接免疫荧光法（IFA）	
	IgG	IgM	IgG	IgM
急性期血清				
恢复期血清				

注：请在空格中填写：① 阳性　② 阴性　③ 未检测/未收到标本

调查人员签名：_____
调查时间：_____年____月____日
单位：_____

附表 8-2
媒介蜱采集登记表（布旗法）

编号	捕获日期	捕获地点	来源	蜱种	备注

采集单位：_____　采集人：_____　采集日期：_____

附表 8-3
动物体表蜱标本采集登记表

编号	地点	动物种类	蜱标本种类	数量	备注

采集单位：_____　采集人：_____　采集日期：_____

附表8-4
动物体表蜱标本发热伴血小板减少综合征核酸检测登记表

编号	动物种类	蜱种类	检测时间	检测结果	备注

检测单位：_____ 检测人：_____ 检测日期：_____

附表8-5
媒介蜱带毒调查统计报表

调查时间	调查地点	带毒率				
		蜱种1	蜱种2	蜱种3	蜱种4	合计（总阳性率）

报告单位：_____ 报告人：_____ 报告日期：_____

附表8-6
_____年_____月蜱密度监测汇总表

	动物种类	动物数量	蜱数量	蜱指数	备注
寄生蜱	牛				
	羊				
	犬				
	其他				
	合计				

	生境类型	拖蜱距离（米）	拖蜱时间（分）	蜱数量（只）	密度指数
游离蜱	农村外环境				
	景区				
	合计				

监测单位_____ 填表人_____ 审核人_____

第九章 相关案例

【案例一】江苏南京溧水聚集性疫情

一、疫情概况

(一) 发现和报告

2007年5月8日上午11时左右,江苏省疾病预防控制中心接到南京市疾病预防控制中心电话报告,南京市溧水县九塘行政村一村民举报该村1名老年妇女死亡后不久,其家庭成员和亲属中陆续出现多例不明原因发热病例;经溧水区疾病预防控制中心5月7日晚至5月8日的调查发现,前后约有7名类似发热病例(1例为偶合病例),其中5名病例在溧水县中医院住院隔离观察治疗。

(二) 流行病学背景

溧水县位于江苏省南京市南部,属丘陵山区,低山丘陵面积占总面积72.5%,最高海拔368.5米。病例所在的九塘行政村李东自然村环境良好,现有人口150人,村民家中多从事养蚕,饲养的动物主要是犬和牛。村内蚊虫密度与往年相比无明显异常,近1个月以来村内无家禽家畜异常死亡,也无外出打工人员回村。

二、调查处置

(一) 现场流行病学调查

1. 调查方法 2007年5月9日,我们制订了统一的《不明原因发热病例流行病学个案调查表》,对患者一般情况、临床表现和可疑暴露史进行调查。同时,我们面对面调查患者的家庭成员、附近村民和诊疗过患者的医务人员,以多种途径确认疫情关键事件出现的时间点;查阅患者的病例资料,进一步确认首发病例和其续发病例临床症状出现的时间和疾病进展过程。

2. 调查结果
(1) 患者的基本情况
1) 首发病例:为一名80岁妇人(病例A)与其丈夫生活在溧水县九塘行政村。2007年4月19日,无明显诱因突然出现发热、畏寒,至村卫生室,给予庆大霉素、地塞米松治疗。4

月20日入住溧水县人民医院,体温39℃,实验室化验:白细胞$3.1×10^9$/L,血小板$48×10^9$/L,胸片显示支气管肺炎。因家人为其举办80岁生日,患者于4月21日下午主动出院回家。4月23日再次住院,当时查体不合作,精神萎靡不振,不能言语,反应迟钝,颈软,稍有抵抗,体温38.2℃。实验室检查示:白细胞$1.6×10^9$/L,血小板$30×10^9$/L。4月25日因病情恶化转入南京市第一人民医院,酶谱升高(血清谷草转氨酶3 869 U/L,谷丙转氨酶573 U/L,乳酸脱氢酶3 094 U/L)、急性肾功能损害(肌酐1 883 μmol/L,尿素氮1 306 μmol/L)。第二天,患者出现牙龈出血、静脉穿刺部位瘀斑、血便和大便失禁。4月27日,家属主动放弃治疗,患者当天在家中去世。据家属回忆,有大量的新鲜血液从静脉穿刺部位流出。

2) 续发病例:病例A死亡后10天内,其6名家庭成员中出现了类似症状。病例B(病例A的大女婿)于2007年5月3日(病例A死亡后的第6天)最早发病;其后5月4日病例C(病例A的大女儿,病例B的妻子)、病例D(病例A的小侄子)发病;5月5日病例E(病例A的二女婿)和病例G(病例A的大侄子);5月7日病例F(病例A的二女儿,病例E的妻子)。续发病例平均年龄为58.3岁(53~72岁),4男2女,所有患者均出现腹泻。住院期间3名男性患者(病例B、D和E)分别出现了胸腔积液、支气管炎、肺炎。病例E有乙型肝炎病毒感染史,因此在续发病例中其白细胞和血小板计数最低。然而,6名续发病例一般情况良好,经过支持性治疗后均治愈出院。

该起疫情关键事件发生的时间表如图9-1所示,其患者临床特征详见表9-1。

(2) 暴露史情况

1) 首发病例:病例A在发病前身体状况良好,时常至野外山坡采摘茶叶。其家属回忆,发病前1个月内首发病例无外出史,无病死禽接触史,也无类似病例接触史。除了病例E以外,其余5名续发病例均居住在九塘行政村,但是分户居住,其相邻不超过3 km远。病例E在另一个县城的超市做保安,与此村相距40 km。当病例E听到岳母生病的消息后,赶到九塘行政村,并参加了4月21日其岳母的生日聚餐。当其岳母再次入院治疗期间,病例E进行了护理。

2) 续发病例:6名续发病例均否认发病前1个月有昆虫叮咬史、野生动物接触史和狩猎史。但是,所有患者均参加了首发病例的生日聚会。除了病例G,5名续发病例在未采取任何防护措施的情况下,均接触过首发病例住院期间的血性分泌物或排泄物。病例G参与处理首发病例尸体的时候,接触了其尸体静脉留置针部位流出的血液/血性分泌物。

3) 其他人员:我们对接触首发病例的45名医务工作者(村医1名、县人民医院38名、南京市第一人民医院6名)、其他21名亲戚和19名家庭成员进行了主动监测,他们均未发病;据不完全统计,累计192人参加了首发病例的葬礼,但仅仅19名家庭成员中的2名在未采取任何防护措施的情况下,接触过首发病例尸体静脉留置针部位流出的血液/血性分泌物,但是这2名家庭成员均未发病。

(3) 病媒生物调查:2007年在村边草地和居民饲养的牛身上发现有长角血蜱,老鼠以家鼠为主,没有捕获到野鼠。采集的所有蜱虫标本和鼠标本在进行嗜吞噬细胞无形体检测后被丢弃,而当时这些标本中嗜吞噬细胞无形体检测为阴性。

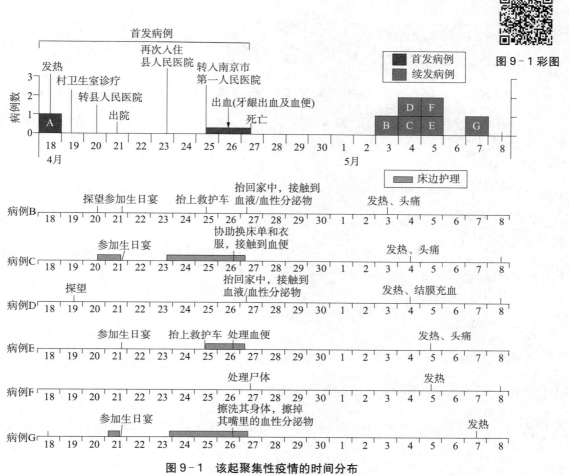

图 9-1 该起聚集性疫情的时间分布
注:提供床边护理的暴露并不是连续暴露。

表 9-1 江苏南京溧水聚集性疫情病例基本情况和临床特征

	首发病例 (病例 A)	病例 B	病例 C	病例 D	病例 E	病例 F	病例 G
一般情况*							
年龄和性别	80 岁,女	59 岁,男	59 岁,女	54 岁,男	53 岁,男	53 岁,女	72 岁,男
职业	农民	农民	农民	农民	保安	农民	农民
与首发病例的关系	/	女婿	大女儿	侄子	女婿	二女儿	侄子
临床表现							
发病日期	4 月 18 日	5 月 3 日	5 月 4 日	5 月 4 日	5 月 5 日	5 月 7 日	5 月 5 日
体温(℃)	39.2℃ (39.3℃)	39.0℃ (40.0℃)	36.9℃ (39.0℃)	38.0℃ (39.7℃)	38.9℃ (40.0℃)	39.3℃ (37.4℃)	37.9℃ (38.0℃)
呼吸系统症状	咳嗽	咳嗽	无	咳嗽、咯血	咳嗽	无	咳嗽、气喘
胃肠道症状	腹泻	恶心、呕吐、 腹泻	腹泻	无	腹泻	无	恶心、呕吐

(续 表)

	首发病例 (病例 A)	病例 B	病例 C	病例 D	病例 E	病例 F	病例 G
其他症状	烦躁不安、昏迷、意识模糊	肌痛、头痛	肌痛、头痛	肌痛、头痛	肌痛、结膜充血	肌痛、头痛	肌痛、头痛
并发症	支气管肺炎	支气管炎	无	肺炎	无	无	胸腔积液
是否使用激素	是	是	否	否	是	是	是
住院天数	6	17	10	25	16	11	11
血常规*							
白细胞计数($\times 10^9$/L)	3.1(1.6)	4.0(2.2)	3.6(2.9)	4.0(2.5)	1.3(0.9)	3.5(2.6)	3.2(3.2)
淋巴细胞计数($\times 10^9$/L)	0.9(0.3)	0.7(0.7)	0.7(0.7)	0.7(0.7)	0.3(0.3)	0.7(0.7)	1.3(0.9)
血小板计数($\times 10^9$/L)	48(30)	91(20)	64(27)	67(3)	71(15)	74(36)	22(22)
尿和粪常规*							
尿蛋白	/	+	−	3+	3+	−	/
血尿	/	+	−	−	±	+	/
大便隐血	−	−	−	+	−	/	/
血生化*							
谷丙转氨酶(U/L)	573.0	31.2(174.9)	11.4(52.4)	21.7(130.8)	39.1(255.7)	22.2(124.1)	70.6(110.0)
谷草转氨酶(U/L)	3 869.0	49.0(324.0)	24.0(63.4)	57.0(405.9)	93.0(472.9)	33.0(127.7)	177.3(177.3)
肌酐(U/L)	188	69(69)	41(87)	82(63)	109(109)	53(87)	72(87)
乳酸脱氢酶(U/L)	3 094	295(1 266)	267(267)	382(1 334)	555(992)	293(481)	704(704)
凝血因子*							
凝血酶原时间(s)	/	12.1	/	12.6	12.6	/	/
活化部分凝血活酶时间(s)	/	25.3	/	23.1	25.4	/	/
纤维蛋白原(g/L)	/	3.48	/	6.17	3.39	/	/

* 数据是在入院时测量的(住院期间的峰值或最低点测量值);凝血因子指标是在 2007 年 5 月 15 日仅检测了 1 次。

(二) 病例处置

1. **病例诊断** 鉴于 2006 年 10 月,与江苏省接壤的安徽省宣城市发生过一起聚集性人粒细胞无形体病疫情。因此,2007 年我们将此次疫情的病原体锁定为嗜吞噬细胞无形体。但是,当时我们并未从该起疫情患者血标本中检测到嗜吞噬细胞无形体核酸或相应的抗体,也未检出普氏立克次体、莫氏立克次体、恙虫病东方体、伯纳特立克次体。

同时,江苏省疾病预防控制中心对病例的咽拭子和血标本进行常见病原体的检测,检测了鲍氏不动杆菌、肺炎支原体和衣原体、嗜肺军团菌、肺炎链球菌、流感嗜血杆菌、腺病毒、SARS 冠状病毒、呼吸道合胞病毒、流感病毒、副流感病毒、人偏肺病毒、鼻病毒、肾综合征出血热、乙脑病毒、西尼罗病毒、登革热 1—4 型病毒、单纯疱疹病毒 1 型和 2 型、钩端螺旋体、伤寒副伤寒杆菌、轮状病毒等,检测结果均为阴性。

2010 年 SFTSV 被报道后,我们对续发病例发病后 3~10 天的血清标本和 EDTA 抗凝血标本(一直保存于江苏省疾病预防控制中心-70℃冰箱中)进行了 RT-PCR 和血清学检测。6 名续发病例急性期血标本 SFTSV 核酸阳性,其检测结果经过国家疾病预防控制中心的复核。2010 年,我们从 2007 年病例 E 的血标本中分离到了 SFTSV,并进行了基因测序,结果见 Gen-Bank 中序列号为:JF837593 和 HQJF837595。测序结果显示,与江苏省 2010 年 SFTSV 感染散发病例(Gen-Bank 中序列号为 JS03 和 JS04)相比较,其基因同源性在 96.0%~99.7%。进一步分析显示,从病例 B、D 和 G 中获取的 SFTSV 的 M 片段与病例 E 并无差异,说明续发病例可能是同一个感染来源。微量中和试验显示,6 名续发病例急性期血液标本 SFTSV 抗体是阴性的,但恢复期 SFTSV 抗体是阳性的。因此,此次聚集性疫情最终的"元凶"是 SFTSV。

该起疫情中病例 SFTSV 相关的实验室检测详见表 9-2。

表 9-2 江苏南京溧水聚集性疫情病例 SFTSV 相关实验室检测

病例	关系	性别和年龄	结局	微量中和		间接免疫荧光			RT-PCR
				急性期	恢复期	急性期	恢复期	2010 年	2007 年
病例 A	母亲	女,80 岁	死亡	/	/	/	/	/	/
病例 B	大女婿	男,59 岁	康复	<10	1 280	<10	1 280	80	阳性
病例 C	大女儿	女,59 岁	康复	<10	1 280	<10	1 280	80	阳性
病例 D	侄子 1	男,54 岁	康复	<10	640	<10	2 560	320	阳性
病例 E	二女婿	男,53 岁	康复	<10	640	<10	1 280	80	阳性
病例 F	二女儿	女,53 岁	康复	<10	640	<10	1 280	1 620	阳性
病例 G	侄子 2	男,72 岁	康复	<10	640	<10	1 280	80	阳性

2. 病例治疗 对现症病例采用隔离、对症支持治疗,维持内环境平稳,适量补充白蛋白,对血小板下降严重者,输血小板;同时使用广谱抗生素,如多西环素、左克等。

(三) 疫情控制

(1) 积极治疗现症患者。
(2) 加强医护人员的自身防护。
(3) 排查首发病例的密切接触者和一般接触者,进行医学观察。
(4) 对溧水县九塘行政村发热病例进行主动搜索,实行疫情的日报告制度。
(5) 对相关可能污染场所进行消毒。
(6) 对周围村民开展健康教育工作,消除群众恐慌。

从 5 月 7 日该起聚集性疫情最后一例病例发病至 6 月 7 日(5 月 31 日最后一例病例治愈出院),其间无新发病例出现。溧水县疾病预防控制中心于 6 月 7 日对此次突发公共卫生事件进行结案报告。

(四) 调查结论

2007 年 5 月,省、市专家组研判,该起聚集性疫情是一起传染病疫情,同时人与人之间有一定的传染性,疫情相对比较局限,结合病例的临床表现和多种实验化验、检测结果考虑,可能是一种目前不能确认的新病原体引起的不典型出血热。

三、专家点评

（一）疫情特点

该起聚集性疫情调查结果最终发表于 2011 年 *Clinical Infectious Diseases* 杂志，是国际上最早报道 SFTSV 可以在人与人之间传播的文章之一，为国家卫生健康委修订 SFTS 的防控指南、制定《SFTS 经接触传播预防控制要点》，提供了充分的科学依据；同时成功获得迄今为止国内分离到的年代最早的毒株。

（二）经验教训

该起聚集性疫情是江苏省"12320"热线开通后的第一次群众举报事件，也暴露出基层医疗卫生人员对突发公共卫生事件发现和报告的敏感性较差，应切实加强他们对突发公共卫生事件的重视和报告意识，提高发现率和报告的及时性。

（胡建利　鲍倡俊）

【案例二】河南疫情

一、案例背景

（一）发现和报告

2007 年 5 月 6 日至 5 月 15 日，河南省信阳市光山县人民医院收治了 3 例以发热、腹痛、腹胀、恶心、呕吐、消化道出血、转氨酶升高为主要症状的病例，当地医院诊断为急性胃肠炎，治疗效果不佳。其中 1 名患者家属由于受"非典"流行病学关联思想的影响，3 例病例临床症状相同且同一时间在一家医院就诊，遂向当地疾病预防控制中心做了报告。

（二）流行病学背景

光山县位于河南省东南部，信阳市中部，鄂豫皖 3 省交界地带。北枕淮河水，南依大别山，地势西南高、东北低，南部为浅山区，中部为丘岗区，沿河为平畈区，总面积 1 835 平方千米，下辖 2 个街道、7 个镇、10 个乡，现有人口 59.35 万人。光山县地处亚热带向暖温带过渡地带，属亚热带北部季风型潮润、半潮润气候，气候温暖湿润，适合蜱等媒介生物的生长繁殖。光山县是盛产茶叶的地方，5 月为采茶旺季，人群暴露于蜱等媒介生物的机会较多。

二、现场调查

（一）调查方法

当地通过逐级报告给河南省疾病预防控制中心后，河南省疾病预防控制中心即刻派出专业人员对病例开展了流行病学调查。经过调查和分析，发现病例有以下特点：急性起病，发热，体温大于 37.5℃；白细胞和血小板计数减少；谷丙转氨酶和谷草转氨酶升高，尿蛋白阳性，显示多脏器损伤。这些特征提示上述病例并非一般胃肠疾患。

为查明病因，河南省疾病预防控制中心专业人员根据上述 3 条临床特点建立了病例定义,并扩大搜索范围,很快又发现符合疾病定义的新的病例,且这些病例往往误诊为急性胃肠炎、重症肝炎、白血病、再生障碍性贫血、重症感染。因此,在初步扩大搜索中又以误诊病名作为搜索疾病定义,通过医生访谈、病案搜索、从患者处获得线索等途径搜索病例。

(二) 调查结果

1. 疫情概况　2007年5月20日至5月28日,河南省疾病预防控制中心按照病例定义经第一轮主动搜索发现22例病例。2007年6月18日至6月26日,河南省疾病预防控制中心扩大搜索范围,在光山县、罗山县、新县、商城县和浉河区等周边地区的医疗机构开展第二轮主动搜索。共收集到类似病例49例,其中光山县20例、罗山县16例、新县6例、浉河区5例、商城县2例。

2. 流行病学特征　病例呈高度散在分布,主要分布在山区和丘陵地带,平原地区尚未发现有病例发生。部分病例报告在发病前7～9天有蜱虫叮咬史。多数病例为农民,发病前均无外出史;除光山县罗陈乡的2名病例为夫妻外,其余病例均为散发且一村1例,病例之间无明显联系。病例女性居多,占75.00%(36/48);年龄40～85岁,以50～70岁居多,为33例,占68.75%(33/48)。首例病例发病时间为4月1日,末例病例于6月15日发病。根据49例病例发病时间统计,病例发病时间主要集中在5月份,占55.10%(27/49)。病例发病时间分布情况见图9-2。

图9-2彩图

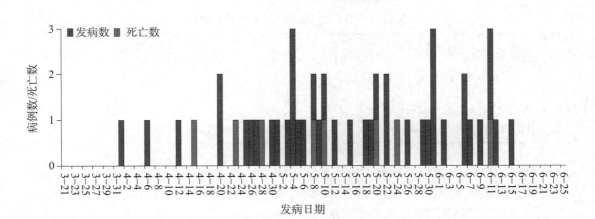

图9-2　49例病例时间分布情况

三、病例处置

(一) 病例的诊断和治疗

1. 临床表现　患者急性起病,常出现发热、乏力、头痛、恶心、厌食、腹痛、腹胀、呕吐等症状。发热,多为高热,通常在38.5℃以上。病程早期胃肠道症状明显,随后出现多脏器功能障碍症状;中晚期患者有出血倾向。部分患者出现腹泻、黑便、口腔出血、淋巴结肿大等症状。重症患者有皮肤紫癜和神经系统症状,如剧烈头痛、烦躁不安、表情淡漠、神志不清、意识模糊等。对48例信息相对完整的病例进行分析,结果见表9-3。

表 9-3 48 例病例的临床表现

症状	病例数	构成比(%)
发热	48	100.00
厌食	34	70.83
乏力	22	45.83
呕吐	19	39.58
腹泻	17	35.42
腹痛	16	33.33
恶心	15	31.25
黑便	10	20.83
腹胀	10	20.83
头痛	10	20.83
口腔出血	4	8.33
紫癜	4	8.33
皮疹	2	4.17

2. 实验室检测结果 对 48 例信息相对完整的病例进行分析,绝大多数患者有白细胞和血小板计数减少,半数以上患者出现尿蛋白阳性和肝功能异常(ALT、AST 升高),结果见表 9-4。

表 9-4 48 例病例的临床实验室检测结果

检测项目异常	例数(例)	构成比(%)
血小板(减少)	46	95.83
白细胞(减少)	48	100.00
尿蛋白(阳性)	24	50.00
ALT(升高)、AST(升高)	29	60.42

对部分患者标本进行了特异性的实验室检测。10 份患者急性期血清标本进行了肺炎支原体、肺炎衣原体、军团菌、腺病毒、巨细胞病毒、柯萨奇病毒、EB 病毒、呼吸道合胞病毒、汉坦病毒和登革病毒检测,结果均为阴性。12 份恢复期血清标本检测 SARS 抗体和查菲埃立克体抗体,结果仍为阴性。2 份咽拭子标本采用实时荧光定量 PCR 检测人禽流感特异性核酸,结果均为阴性。对上述 22 份患者血液标本进行人粒细胞无形体 PCR 检测,其中 5 份血清、2 份咽拭子出现人粒细胞细胞无形体核酸特异性扩增产物。对 20 份血清标本,采用免疫荧光法检测人粒细胞无形体抗体,5 份阳性,抗体滴度达 1∶256。

3. 治疗效果 结合"患者均分布在丘陵和浅山区、多为中老年人、部分患者发病前有蜱虫叮咬史"的流行病学特点和上述的临床特征,初步认定为"疑似人粒细胞无形体病"。由于医疗机构和临床医师对该病均不认识,临床诊断各种各样,该病常误诊为急性胃肠炎、重型肝炎、白血病、再生障碍性贫血、严重感染等,均无采取针对性的治疗措施。因此,治疗效果不佳,49 例病例死亡 8 例,病死率高达 16.33%。病程一般在 20 天左右。建议使用四环素类药物后(首选多西环素),个别病例已显现了明显的效果,但由于现住院患者少且发现后在 1 周以后病情已处于进展期,治疗效果有待进一步观察。

（二）疫情控制措施

在总结分析有关该病前期研究结果的基础上，河南省疾病预防控制中心进一步完善了监测病例定义：发热，体温大于 37.5℃；白细胞 $<4.0\times10^9$/L，血小板 $<100\times10^9$/L；谷丙转氨酶和谷草转氨酶升高；尿蛋白阳性；排除其他疾病；由于未明确病因，加之本病临床和流行病学特点与无形体病非常类似且少数病例实验室无形体检测阳性，因此初期暂按疑似无形体病报告。在 2007 年，河南省疾病预防控制中心制定了疑似人粒细胞无形体病的"监测方案"和"治疗方案"等，提交至河南省卫生厅。河南省卫生厅在收到河南省疾病预防控制中心提交的方案后，立刻做出响应，向全省各级医疗卫生机构下发了"关于印发《人感染无形体病监测方案（试行）、人感染无形体病病例流行病学调查方案（试行）、人感染无形体病治疗方案（试行）》的通知"（豫卫疾〔2007〕11 号），要求在全省范围内开展监测，各医疗机构对符合病例定义的病例参照乙类传染病进行网络直报，疾病监测系统应运而生。河南省疾病预防控制中心工作人员对信阳市各级医疗机构的有关医务人员进行了培训。河南省疾病预防控制中心同时下发了"关于加强无形体病预防控制工作的通知"（豫疾控〔2007〕102 号），要求各地加强监测工作。

河南省疾病预防控制中心在监测过程中不断发现新的情况。一是病例数不断增加，2007 年河南省共报告 79 例病例（其中死亡 10 例），2008 年 37 例（由于汶川地震，疾病监测有所中断），2009 年 195 例；二是无形体血清学阳性率极低（2007 年的 79 例病例血清标本经无形体血清学和核酸检测，仅 18 例阳性，阳性率为 22.78%）；三是始终未分离出人粒细胞无形体菌株；四是症状与该病类似的许多其他疾病的病原学检测结果均为阴性。

继河南省发现病例后，湖北、山东、安徽等省份也相继发现并报告了一些类似病例，为确定该类患者的致病原因，中国疾病预防控制中心介入调查。

根据前期流行病学和临床特征的研究结果，河南省疾病预防控制中心工作人员重新建立了病原假设，认为虫媒出血热病毒类疾病和无形体病或立克次体类疾病符合其流行病学和临床特点。因此，2009 年底加大了对相关病毒研究的力度，并确定了进一步研究的技术路线，即采取新的宏基因组学分析策略，通过高通量测序发现未知病原体基因片段，获得可能感染的病原体信息，进一步进行特异扩增验证并指导病原体分离培养的技术路线（随机盲扩增—发现可疑序列—建立 PCR 检测方法—标本检测—阳性率符合率高者确定目标—阳性标本病毒培养—建立免疫检测方法、电镜观察）。通过对典型病例血清样本的 DNA 随机扩增结果分析发现了一可疑病毒序列片段 C-361，该序列与布尼亚病毒同源性 30% 左右，以此基因序列建立了 PCR 检测方法，对既往病例标本进行了检测，阳性率达 78% 以上，工作人员锁定了此病毒，继之建立了病毒培养方法并培养出了一种新的病毒，归属于布尼亚病毒科白蛉病毒属，为一新病毒种，暂命名为"新布尼亚病毒"；再对病毒进行超薄切片电镜观察，病毒颗粒呈球形，80～100 nm，有包膜，符合布尼亚病毒科病毒形态特征。中国疾病预防控制中心提议暂以"发热伴血小板减少综合征"命名此病毒感染所致疾病。

发现并确认了新布尼亚病毒后，河南疾病预防控制中心对 285 例发热伴血小板减少综合征病例急性期血液标本进行分子生物学检测，223 例新布尼亚病毒核酸阳性，阳性率为 78.25%；而 80 例呼吸系统病例急性期和 50 名健康人血清标本检测阴性；对 95 例发热伴血小板减少综合征临床病例急性期和恢复期双份血清标本进行分子生物学检测，急性期血清标本中检测到新布尼亚病毒，而恢复期未检出，符合病原体在人体内感染发病、痊愈清除的时相规律。检测 126 例病例急性期和恢复期血清标本，急性期 IgG 抗体滴度低或无，而恢复期新布尼亚病毒 IgG 抗体滴度大幅升高,阳转和 4 倍增高达 76.20%,与人体感染病原后免疫反应时相规律相一致,证实了新布尼亚病毒与 SFTS 之间的致病关系。通过对河南收集的病例个案资料和流行病学调查资料进行描述性流行病学分析,病例高度散发,有显著的地域性,疫区多为丘陵、中低山区等植被丰富、气候温润的农村地区;有明显的季节性,4 月出现病例,5~7 月为发病高峰,10 月末后少有发病;各个年龄组均有病例报告,病例主要集中在 40~80 岁,男女之比为 1∶1.50,职业以农民为主,采茶等户外劳作的农民为高危人群;部分病例有蜱叮咬史,符合虫媒传染病的传播规律、流行特征、多脏器损伤和出血倾向的特点。

(三) 调查结论

河南省从 2007 年率先开展了以"发热伴白细胞和血小板减少"为主要临床特征的传染病监测,采用宏基因组学分析技术首先发布了该病病原的病毒特征性基因序列,继而分离出一种新的布尼亚病毒,确定了全基因组结构,并从分子生物学、免疫学、流行病学和临床特征方面证实了该新病毒与 SFTS 之间的致病关系,开展了临床和流行病学方面的研究,系统总结出了该病流行病学特征和发病危险因素,制定了该病临床特征和诊疗要点,制定并下发了系列防治文件,为该病防控和研究积累了经验。

四、专家点评

(一) 疫情特点

我国目前建成的基于患者个案报告的传染病网络直报系统,提高了法定传染病疫情监测报告的及时性和准确性,为及时分析疫情、探测法定传染病的早期暴发提供了可能,但对于发现未知传染病或其他疾病却存在缺陷,而症状监测可解决该问题。河南省 2007 年主动搜索发现该病症后,建立了专项监测报告系统,卫生部于 2008 年在全国范围内开始监测报告,这为最终认知该病和发现病原奠定了基础。

(二) 经验教训

鉴于该病为我国首次发现的新发传染病,国内外无现成资料、经验可查询、借鉴,发现之初对该病及其病原缺乏基本的认识,更无从谈起发病机制、疾病进程及转归、诊疗规范、发病危险因素、传播途径、传播媒介、高危人群、预防控制措施与策略等,更无检测方法、诊疗技术、有效药物及控制措施的指导,致使该病误诊误治,导致疫情不能得到有效控制,且病死率较高。因此,河南省疾病预防控制中心工作人员通过开展发热伴血小板综合征病原学和流行病学特征研究,明确病原,分析其生物学特征,建立实验室检测方法;通过开展临床研究和流行病学研究,阐明该病临床特点、流行传播规律和发病危险因素,最终确证了新布尼亚病毒与发热伴血小板减少综合征之间的致病关系。相关成果已在国际知名杂志 *PLOS Pathogens* 等学术刊物上公开发表,标志着我国在新发传染病发现与防控方面的科研能力达到一个新的、更高的水平,也为世界病毒学的发展做出了积极的贡献,同时为我国乃至世界新发传染病的研究和防控工作提供了宝贵的经验。

近 30 年来,全球发现新发传染病 40 余种,绝大多数为美国发现。SFTS 是我国疾病控制系统全自主知识产权在生物种分类地位上首次发现的一种新发传染病,其学术地位影响深远,这对于提升我国在新发传染病发现与研究的能力,树立良好的行业国际形象有着极其重要的意义。

(尤爱国　黄学勇　许汴利)

【案例三】浙江省 A 县聚集性疫情

一、案例背景

2014 年 5 月 1 日,浙江省 A 县 Z 镇一村民张某某因不明原因发热出血死亡,接下来 2 周,参与处理丧事的部分家属和村民陆续出现发热等症状,已有 3 名患者住院治疗,在当地造成了一定的恐慌。5 月 13 日,当地一名参与丧事的村民电话报告给 A 县疾病预防控制中心,A 县疾病预防控制中心派遣人员进行情况核实,经初步调查共有 13 人出现发热、血小板减少等症状,疑似 SFTS,于 5 月 14 日以不明原因疾病聚集性疫情报告 H 市疾病预防控制中心和浙江省疾病预防控制中心,并上送部分患者血液标本至省疾病预防控制中心。5 月 15 日,省疾病预防控制中心组织人员在 A 县当地开展疫情的现场调查和处置工作,部分患者血液经省疾病预防控制中心实验室 PCR 检测为 SFTSV 核酸阳性。通过流行病学调查发现,这 13 例病例均在近期参加了该镇张某某(首发病例)的葬礼,初步判定可能是一起葬礼引起的 SFTS 聚集性疫情。

二、现场调查

1. 疫情概况　本次疫情共发现 SFTS 病例 13 例,实验室确诊病例 12 例,疑似病例 1 例,均为参加 5 月 1 日丧事者,罹患率为 7.7%。
2. 时间分布　首例病例于 4 月 23 日发病,末例病例 5 月 16 日发病,共历时 23 天,但是集中暴露在 5 月 1 日的葬礼上,发病高峰在 5 月 10 日至 13 日,发病距暴露时间最短为 9 天,最长为 15 天,潜伏期为 9~15 天。流行曲线显示为点源暴露(图 9-3)。

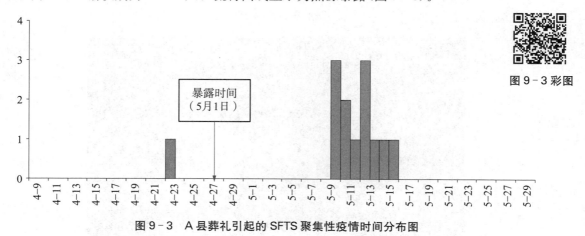

图 9-3　A 县葬礼引起的 SFTS 聚集性疫情时间分布图

3. 地区分布　病例主要集中在浙江省 A 县 Z 镇,呈现高度的聚集性,Z 镇 7 例,T 镇 2 例,D 镇 2 例,安徽省 2 例。
4. 人群分布　首发病例 1 例,续发病例 12 例。续发病例中,首发病例的亲属 8 例,包括丈夫、儿子、女儿、2 个妹妹、弟媳、侄孙、外甥;邻居 3 例;风水师 1 例。年龄最小 41 岁,最大

74岁,平均年龄57.9岁。男性6例,女性7例。

5. 首发病例　张某某,女,66岁,A县Z镇人,原籍安徽省芜湖市。据家人回忆,4月23日前月余患者均在当地茶山采野生茶叶(具体地点不详)。23日采茶时突感不适,发冷发热。24日在家休息,未测体温,未做任何治疗。4月25日至Z镇卫生院就诊,测量体温40℃,血常规示白细胞减少,给予利巴韦林、安洛西林静滴、清开灵、抗病毒片、布洛芬口服对症治疗。因症状未见好转,遂于4月26日至A县中医院发热门诊就诊,实验室检查示:甲型流感病毒抗原阴性,血常规示白细胞2.2×10^9/L,血小板77×10^9/L。4月27日再次至Z镇卫生院就诊,输液治疗(药物由26日从县中医院配取,药物同前)。4月28日再次至A县中医院发热门诊就诊,血常规示白细胞0.9×10^9/L,血小板38×10^9/L。后转至浙江省某医院血液科就诊,浙江省某医院建议家属回A县人民医院血液科治疗,18时许患者转至A县人民医院急诊就诊,体温39.2℃,血常规示白细胞1.3×10^9/L,血小板29×10^9/L。4月29日拟"发热待查、支气管感染? 血二系减少待查、继发性血细胞减少症?"收住入院血液科,仍有发热、咳嗽、咳少量淡黄色痰、全身肌肉酸痛。29日15时许拟"病毒性脑炎、继发性血细胞减少症"转院至浙江大学附属第二医院急诊室治疗,此时有牙龈出血症状。4月30日因"发热乏力6天,四肢肌力下降3天"入院,患者血小板进行性下降。5月1日凌晨6时许,患者出现血压、心率、氧饱和度下降,对症处理后无改善,经家属要求自行出院,返回A县途中患者死亡。

张某某死亡后,按当地风俗进行丧葬处理,将颈部留置针拔出时大量血液渗出,回家途中所穿衣服及盖的被子均有大量血液污染。据参与搬运尸体的邻居回忆,在尸体搬运过程中也有大量血液渗出滴在地上。

6. 密切接触者调查　根据疫情特点,自5月1日以来参加张某某葬礼的人群定为密切接触人群,在密切接触者人群中搜索发热伴血小板降低的疑似病例,并采集血液标本进行实验室诊断。大部分发病人群与尸体有直接接触,另外外甥王某、风水先生汪某无尸体接触史,邻居吴某(灵堂折孝帽)无尸体接触史。具体接触情况见下方示意图(图9-4)。

图9-4彩图

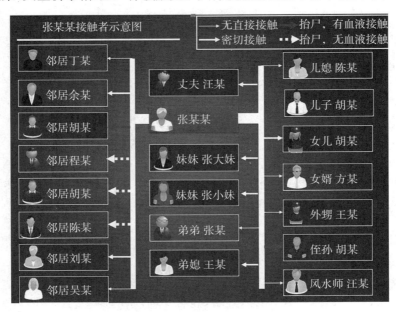

图9-4　密切接触者接触方式

7. 采样与实验室检测　采集12例续发病例发病早期血液标本,其中11例SFTSV核酸呈阳性,1例阴性。采集参加葬礼的其他健康人群血清标本122份,其中IgM抗体和IgG抗体双阳性1份,抗体阳性率0.8%;IgG抗体阳性2份,抗体阳性率1.6%。

5月18日采集首发病例家中被其血液污染的墙面、地面、停尸门板等血迹环境涂抹标本共7份,其中2份墙面血迹标本SFTSV核酸阳性。采集该村庄家禽(畜)血清标本50份(鸡32份、鸭8份、羊10份),其中IgG抗体阳性1份(鸡血清),抗体阳性率2.0%。在首发病例家周和附近茶山捕获游离蜱307只,动物体表寄生蜱31只,均为长角血蜱,经浙江省疾病预防控制中心实验室检测SFTSV核酸阴性。

8. 疫情暴发因素分析　首发病例和续发病例基本都有发热伴血小板和白细胞进行性减少的临床特征,且首发病例有严重出血情况。经实验室诊断,在12例病例中检测出SFTSV。首发病例发病前有采茶史,且病家周围和茶山周边环境有蜱虫等传播媒介存在,该病例存在蜱虫等虫媒叮咬的可能。大部分续发病例与首例病例血液有密切接触史,经过7~12天的潜伏期发病,符合SFTS疾病特征,发病时间的流行曲线提示点源传播。

亲属等9人与首发病例有明确的尸体血液接触史,考虑通过接触首发病例的血液而感染。首发病例的侄子王某和邻居吴某2人无明确尸体接触史,但2人长时间在停尸房内驻留,不排除接触被污染的物体,可能通过气溶胶传播而感染。

对参加丧葬的170人进行回顾性队列研究调查,其中直接接触首发病例血液者11人,发病9人;未接触首发病例血液的159人,发病3人,直接接触血液是主要危险因素($RR=43.36$, $95\% CI=13.66\sim137.63$, $P=0.000$)。

三、疫情控制

市、县有关行政部门高度重视此次聚集性疫情事件,省市县三级疾病预防控制中心多次组织人员对疫情开展调查和处置指导,当地政府和村委均能按照要求严格落实各项防控措施。一是继续做好相关病例的救治工作,降低疾病的死亡率,发病乡镇的卫生院及附近的医疗机构,一旦发现有疑似症状者,应立即转诊至县人民医院诊治,并报告当地疾病预防控制中心;二是对病家开展终末消毒3 000 m²(13户)以及对该村垃圾中转站垃圾进行消毒,告知当地村委灭蜱措施,家养犬、猫、羊、牛的农户,注意动物灭蜱;三是制定"蜱虫咬伤防治知识",发放给病例所在乡镇的当地政府和村委,让村民做好自身防护,同时当地政府和村委已组织村民用杀虫剂喷洒环境来灭蜱虫;四是县卫生局通过网络平台就SFTSV防治进行宣传,普及健康知识,消除民众恐慌心理;五是当地政府组织相关人员对部分病例进行走访和慰问,提供人文关怀。

四、专家点评

本次疫情为一起SFTSV感染引起的SFTS聚集性疫情。首发病例最大可能是采茶过程中经蜱叮咬感染。该起疫情的续发病例主要通过直接或间接接触首例病例血液或血液污染的物品(表面)传播。SFTS疫情多以散发病例报告方式呈现,此类聚集性疫情较为少见,通过流行病学调查、实验室诊断等证据确认,传播途径明确,这也为下步防范类似聚集性疫情发生提供了循证依据。本起疫情处置得当,干预后无新发病例出现,为当地社会和谐稳定做出了较大贡献。

SFTS是一种自然疫源性疾病,目前认为主要通过蜱虫叮咬传播,本案中也发现通过接触患者的血液等方式可以发生更大传播效率的人际传播。蜱虫携带100多种病毒,传播的疾病除了SFTSV外,常见的还有无形体、莱姆病、巴贝虫病、蜱传脑炎等,因此加强蜱虫密度的控制和消杀尤为重要。我们的工作实践中也确实发现了一些出现SFTS类似症状而在实验室又找不到SFTSV感染的证据的情况,这一方面提示我们同时还要关注此类媒介携带的其他病原谱,监测此类媒介叮咬导致的其他疾病谱,另一方面也提示我们解决此类疾病危害的落脚点还需采取综合措施,从控制传播媒介、减少人群与传播媒介接触机会入手,从根源上防控此类疾病的发生。要从政府的层面,统筹各专业部门做好专防专控,发动社会各界和社区做好群防群控,促进高发地区居民做好自防自控。从减少病原暴露机会角度,做好蜱媒密度控制工作,清洁居住环境,清除居民家周边和农务进山道路两旁的野草,加强家养动物的管理居家。从提高居民防控能力角度,加大高发地区和人群的健康促进和教育,提升相关人群的防控意识和技能。从改善民生服务角度,加大医疗机构诊治能力建设,做好早发现早治疗,降低疾病的死亡率,对患者及其家属做好关怀慰问,避免因病致贫、因病返贫的现象出现,共建和谐美好社会。

(孙继民　刘营)

【案例四】上海首次报告病例

本案例中为上海市首次报告的病例,患者来自安徽省池州市,因病至上海就医时被诊断,后死亡。

一、案例背景

(一)流行病学背景

安徽省池州市位于我国华东地区,安徽南部,长江下游南岸。为皖南山区的组成部分,中部为岗冲相间的丘陵区,西北部沿江地带为洲圩区,地势低平,河湖交错。池州市气候温暖,四季分明,雨量充足,属暖湿性亚热带季风气候。年平均气温16.5℃。亚热带典型植物群落类型在这里都很齐全,且生长发育得很好,是常绿阔叶林向落叶林过渡地带,蕴藏着丰富的野生动物资源,是安徽省野生动物主要分布区。

池州市的地理地貌和植物植被的特点,适宜野生动物生存,是安徽省野生动物主要分布区。其温和的气候类型、复杂的地理环境为蜱提供了适宜生存的条件。该市不完全调查显示,自然生境的蜱密度达5只/人工·小时,在野鼠身上也曾捕捉到蜱虫。该地蜱虫的主要品种为长角血蜱,也是SFTS的主要媒介。

安徽省是我国发热伴血小板减少综合征病例多发的省份之一,每年的5~8月呈现高发,其中滁州市、安庆市、合肥市、六安市报告较多。一方面与当地存在丰富的传播媒介有关,另一方面可能与诊断水平、临床医务人员报告意识提高有关。但是池州市发生的SFTS病例报道不多。

(二) 病例发现和报告

病例于2012年5月16日在安徽池州当地无明显诱因下出现发热、呕吐等症状。5月19日,病例至池州某人民医院就诊后予抗感染、抗病毒及对症治疗,但无明显改善。5月20日下午,该院疑其为"蜱虫叮咬"。5月21日,病例自安徽赴上海ZS医院急诊就诊,入血液科治疗。5月23日,病例出现颈项强直。5月25日,病例出现呼吸急促,危重,当日死亡。2012年5月25日,上海ZS医院将病例血标本送上海市疾病预防控制中心检测,结果为新型布尼亚病毒荧光定量PCR核酸阳性。该SFTS病例为上海市首次报告,属于来沪就医外省市输入病例。

二、现场调查

(一) 调查方法

该病例为外省市来沪就医病例,上海市疾病预防控制中心与徐汇区疾病预防控制中心采用描述性流行病学的方法,对病例的临床表现和体征、实验室检测和流行病学开展了调查。因多种原因,未能对病例所在池州市属地媒介、宿主和风险人群深入开展流行病学和血清学调查。

(二) 调查结果

1. 病例基本情况

(1) 病例基本信息:病例为女性,患病时40岁,安徽池州人,职业为农民,除关节炎外无其他基础性疾病,无药物或食物过敏史。

(2) 病例临床表现:病例于2012年5月16日在安徽池州当地无明显诱因下出现发热,高达40℃,伴恶心呕吐,呕吐物为内容物,伴全身肌肉关节酸痛,无咳嗽、咳痰。5月19日在当地池州某人民医院对症治疗后病例体温仍无明显下降,症状未改善。5月21日,病例至上海ZS医院就诊和治疗。5月23日,病例出现颈项强直。5月25日,病例出现呼吸急促,危重,当日死亡。

(3) 实验室检测及诊断治疗情况:5月16日,当地私人诊所诊断为"劳累过度",给予输液治疗,无明显好转,体温未下降。5月19日,病例至池州当地某人民医院就诊,当日血常规检查示:白细胞$0.83×10^9$/L,血小板$40×10^9$/L,中性粒细胞$0.57×10^9$/L,淋巴细胞$0.23×10^9$/L;予氨曲南抗感染、利巴韦林抗病毒及对症治疗后病例体温仍无明显下降,症状未改善。

5月20日下午,池州当地某人民医院疑其为"蜱虫叮咬"。

5月21日,病例自安徽赴上海ZS医院急诊就诊,述发热、畏寒、全身痛、腹泻5~6次/天,便稀;以"三系下降原因待查、发热原因待查"将病例收入血液科,查血常规:白细胞$1.19×10^9$/L,血小板$35×10^9$/L,中性粒细胞$0.7×10^9$/L,淋巴细胞$0.4×10^9$/L。尿常规示蛋白+++。肝功示:白蛋白33g/L,ALT 72U/L,AST 277U/L,LDH 1411U/L。肾功能示:尿素3.2mmol/L,肌酐61μmol/L,尿酸145μmol/L;右侧巴氏征(+);腹部B超示肝胆胰未见占位。予头孢替安、来立信抗感染、止吐等对症治疗。

5月22日病例较淡漠,予输血小板、头孢曲松及万古霉素抗感染,补充能量等对症治疗。

5月23日,病例出现颈项强直;肺部高分辨CT示两肺未见实质性改变,腋窝、颈根部及纵膈多发稍大淋巴结;脑电图示中度异常。

5月25日，病例出现呼吸急促、血压下降至88/50 mmHg，尿量较前有明显减少。急查血气分析示：pH：7.170；PCO_2：14.00 mmHg；PO_2：110.00 mmHg；HCO_3^-：5.10 mmol/L；CO_2-CT：5.500；BEecf：-23.4 mmol/L；SBC：8.500；BE-b：-21.1 mmol/L；SO_2c：97.0%；肝功能示：总胆红素：3.0 μmol/L；结合胆红素：1.6 μmol/L；总蛋白：58 g/L；白蛋白：25 g/L；球蛋白：33 g/L；白球比值：0.7；丙氨酸氨基转移酶：254 U/L；门冬氨酸氨基转移酶：2 321 U/L；碱性磷酸酶：606 U/L；γ-谷氨酰转移酶：116 U/L；总胆汁酸：29.7 μmol/L；乳酸脱氢酶：溶血 U/L；前白蛋白：<0.08 g/L；尿素：15.9 mmol/L；肌酐：275 μmol/L。告危重。会诊考虑"蜱虫病"可能性大，考虑病例目前多脏器功能损害，血气分析提示严重酸中毒，应行血透治疗。

5月25日 7时58分，病例于医院医治无效死亡。

5月25日，上海 ZS 医院将采集的病例血标本送上海市疾病预防控制中心，检测结果为新型布尼亚病毒荧光定量 PCR 核酸阳性。

病例自发病直至死亡期间每天的血液检测情况见表9-5。

表9-5 病例自发病期间的血液检测

实验室检测	第1天(5.16)	第2天(5.17)	第3天(5.18)	第4天(5.19)	第5天(5.20)	第6天(5.21)	第7天(5.22)	第8天(5.23)	第9天(5.24)	第10天(5.25)
WBC(10^9/L)	/	/	/	0.83	/	1.19	/	1.20	/	11.57
NEUT(10^9/L)	/	/	/	0.57	/	0.7	/	0.8	/	/
LYMPH(10^9/L)	/	/	/	0.23	/	0.4	/	0.4	/	/
PLT(10^9/L)	/	/	/	40	/	35	/	27	/	61
红细胞计数(10^{12}/L)	/	/	/	3.18	/	3.33	/	3.34	/	3.8
HGB g/L	/	/	/	101	/	105	/	105	/	119
ALT(U/L)	/	/	/	/	/	72	/	/	/	254
AST(U/L)	/	/	/	/	/	277	/	/	/	2 321
LDH(U/L)	/	/	/	/	/	1 411	/	/	/	/
CK(U/L)	/	/	/	/	/	495	/	/	/	1 180
CK-MB(U/L)	/	/	/	/	/	/	/	/	/	196
CK-MM(U/L)	/	/	/	/	/	/	/	/	/	984
CR(μmol/L)	/	/	/	/	/	61	/	/	/	275
BUN(mmol/L)	/	/	/	/	/	3.2	/	/	/	15.9
TT	/	/	/	/	/	/	24.5	/	/	>150s
PT	/	/	/	/	/	/	13.4	/	/	23.4
APTT	/	/	/	/	/	/	53.7	/	/	140s
尿蛋白	/	/	/	/	/	++++	+++	/	/	/

注：WBC，白细胞；LYMPH，淋巴细胞；NEUT，中性粒细胞；PLT，血小板；HGB，血红蛋白；ALT，谷丙转氨酶；AST，谷草转氨酶；APTT，活化部分凝血活酶时间；TT，凝血酶时间；LDH，乳酸脱氢酶；CK，激酶；BUN，血尿素氮；CR，肌酐。

2. 暴露情况调查

（1）居住地情况：病例与其13岁儿子同住，丈夫长期在外务工，病例平常偶与同村村民接触。病例居住地环境属丘陵地貌，住处为一层3间平房，房屋总面积约120平方米，饮用引流山泉水。住房外有柴草堆集,离住所200米左右有一水草密集池塘。住处有老鼠活动迹象,无法确定粮食、熟食、饮水是否受鼠污染,外环境有蜱。

(2) 接触史调查:病例家中饲养猪,既往身体健康。病例其发病前2周正处农忙季节,时常下地种棉花、下田种水稻和采茶,其间有野生动物接触史,接触动物种类有鸟类和野鼠等多种当地野生动物。否认村里有类似患者,也否认病前有类似患者接触史。

3. 密切接触者判定(高风险人员主动监测)　病例发病在安徽就诊期间,由其丈夫照顾。2012年5月20日下午,病例乘坐私家车于当晚至上海ZS医院,随车人员有3人,分别为病例丈夫、病例外甥及外甥朋友一人。病例入院后,日常由病例丈夫、病例哥哥及病例姐姐照顾。病例在医院就诊期间,与11名医生和5名护士有过接触。判定密接为6名亲友和16名医务人员,共22人。

4. 病媒生物调查　因病例为外省市来沪就医人员,因多种原因,未能在当地开展蜱虫和宿主的相关调查工作。

三、疫情处置

1. 病例诊断和治疗　由于SFTS为一种新发传染病,2012年仍然对该病及其病原体认识有限。该病临床表现无特异性表现,仅在血液指标上有特有的特征,因此容易造成无法诊断或误诊。2012年5月16日池州市当地私人诊所诊断为"劳累过度",5月20日池州市当地医院怀疑为"蜱虫叮咬",5月25日上海市确诊为SFTS。该病的治疗无特异性药物。池州当地医院和上海ZS医院主要采取抗感染、对症治疗等。

2. 疫情控制措施

(1) 病例经病例实验室确诊后,上海ZS医院于5月25日对其当日进行了SFTS的传染病网络直报。

(2) 对患者遗体、上海ZS医院的病房、抢救室和患者尸体开展终末消毒。

(3) 对病例的密切接触者进行了流行病学排查,开展为期2周的医学观察,未发现有续发病例。

(4) 将病例血清标本送中国疾病预防控制中心开展进一步复核和测序。

(5) 上海市疾病预防控制中心将病例情况通报安徽省疾病预防控制中心。

3. 调查结论　该病例为SFTS病例,其感染来源地为安徽省池州市,病例在野外作业被蜱虫叮咬导致感染的可能性较大。该病例发病后,由于处置及时、有效,未造成后续人员的感染和发病。

四、专家点评

1. 疫情特点　该病例为一例外省来沪就医人员,其发病急,发病进程快,从发热至死亡仅9天时间。早期就医时,由于对该病认知有限,因此未能早期诊断,未能及时采取针对性治疗。其感染来源地为安徽省池州市,野外作业的蜱虫叮咬导致感染的可能性较大。其发病后虽接触了其周边人员和医护人员,但是未造成疫情的传播和扩散。

2. 经验教训

(1) "蜱虫病"最早可追溯至1995年,在江苏省宜兴市曾发生类似疫情,但由于当时认知和实验室检测水平受限,未能确诊。21世纪初,学术界才对此病有初步认识,2010年我国科学家明确该病病原体为新型布尼亚病毒,认为是一种全新的病毒。

(2) 对该病病原体的确认其实是一个不断摸索、不断提升的螺旋式过程,其间曾一度认为是一种立克次体,或者无形体,或其他已发现的病毒,直至被证实为新型布尼亚病毒,该病毒感染可引起 SFTS。

(3) 该病发病急,病例血液检查结果通常有明确特征:白细胞和血小板呈现进行性下降,后期呈肾脏损伤表现,临床上与流行性出血热相似。患者中后期会有严重的出血现象,后进展为多脏器衰竭,如救治不及时很容易发生死亡。对该病的诊断要结合流行病学、血液检查、临床表现等。病例一般多发生在丘陵地带,在蜱虫繁殖生长的 5~8 月为高发季节,田间务农的农民易发。"发热、白细胞和血小板进行性下降、丘陵地带、5~8 月"成为该病诊断的指征。

(4) 该病主要通过蜱虫叮咬和接触患者血液感染(不排除近距离气溶胶传播可能),因此在 5~8 月野外作业时,要做好身体裸露部位的防护(如穿长袖、长裤等),预防蜱虫叮咬。另外,在诊断、治疗、抢救、照料患者或处理尸体时,尤其患者出现出血表现后,一定要做好包括戴 N95 口罩、手套等严格的个人防护,避免接触患者的血液、体液等,一旦接触要及时做好消毒,对无防护人员开展为期 2 周的医学观察。

(潘 浩)

【案例五】一起输入性家庭聚集性疫情

一、案例背景

(一) 流行病学背景

本次疫情发生地为长三角地区的丘陵地带,环境中存在蜱虫孳生,该地区既往曾报告 SFTS 病例。

(二) 病例基本情况

病例 A:女性,患病时 47 岁,职业为职员,工作和居住地均为长三角地区某市,无药物或食物过敏史。

病例 B:男性,患病时 53 岁,职业为职员,工作和居住地均为长三角地区某市,无药物或食物过敏史。

疑似病例 C:女性,患病时 72 岁,职业为农民,为病例 A 和 B 的母亲,居住地为长三角地区某市,无药物或食物过敏史。

(三) 疫情发现经过

2016 年 6 月 4 日,病例 A 开始感到不适,次日体温 39.9℃,伴咳嗽、喉咙痛、全身不适。随即前往 J 省×医院就诊,并收治住院,治疗后病情未有改善。6 月 11 日转诊上海 S 医院,收治入院时临床表现为咳嗽、全身不适。病例 A 再次转诊至 D 医院,血常规显示血小板减少(血小板计数 $81×10^9$/L),白细胞计数正常。甲型流感快速检测呈阴性。谷丙转氨酶(ALT)和谷草转氨酶(AST)分别升高至 67.0 U/L 和 59.0 U/L。病例 A 经治疗后咳嗽和肌肉酸痛得到缓解,体温恢复正常,痊愈后出院。病例 A 被诊断为 SFTS 确诊病例。

病例 B 自 2016 年 6 月 8 日起发病,症状包括发热(38.5℃)、全身不适和腰部酸痛等症状。6 月 9 日到 J 省×医院就诊。经治疗病情未有明显好转。6 月 11 日,与病例 A 一起转至上海 D 医院,因病毒性肺炎和 II 型糖尿病入院治疗。CT 显示左肺有两个结节影,右肺有胸腔积液。血常规检查仍显示白细胞减少(白细胞计数 3×10^9/L)和血小板减少(血小板计数 53×10^9/L)。经治疗,病例 B 病情好转,体温恢复正常,痊愈后出院。病例 B 被诊断为 SFTS 确诊病例。

病例 C 于 2016 年 5 月 21 日发病,出现全身乏力不适表现,于当天被病例 A 送往 S 省当地某诊所。血常规显示白细胞减少(白细胞计数 3.83×10^9/L)和血糖升高,诊断为病毒感染而给予治疗。5 月 23 日,病例 C 出现发热(39℃)、牙龈出血、胃痛、腹泻和不适等症状。病例 A 再次将她带到当地社区卫生中心接受治疗。血常规检查显示白细胞减少(白细胞计数 2.38×10^9/L)和血小板减少(血小板计数 88×10^9/L)。体检发现病例 C 的胸部出现皮肤瘀斑。5 月 25 日,她感到恶心并呕吐,随即前往 J 省 D 医院就诊。血常规显示白细胞减少(白细胞计数 1.83×10^9/L)、血小板减少(血小板计数 32×10^9/L),虽经全力抢救,但病例 C 病情仍持续加重。5 月 28 日,病例 C 死于多器官衰竭,经回顾性诊断,病例 C 诊断为 SFTS 疑似病例。

二、现场流行病学调查

(一) 居住地情况

病例 A、B 与 C 来自同一家庭,有各自居住住所。病例 C 居住地环境属丘陵地貌,且平日在山坡种植蔬菜。不清楚患者是否曾被蜱虫叮咬。但对患者周围环境的调查显示,在村里和山上其他病例活动的地方,都可以发现蜱虫。病例 A 和病例 B 为病例 C 的女儿和儿子,均自有住房,平时会经常探望病例 C,发病前 2 周内无蜱叮咬史或户外活动史。经现场蜱虫调查,捕获的蜱虫中均未检测到 SFTSV。

(二) 接触史调查

病例既往身体健康。其发病前 2 周每日在山坡种植蔬菜。否认村里有类似患者,也否认病前有类似患者接触史。

(三) 密切接触者判定

病例 C 在医院就诊和治疗期间,主要由病例 A 和病例 B 照顾,另有家庭成员曾探望,共判定 32 名密接。

三、现场处置

(一) 病例诊断和治疗

2016 年 6 月 4 日,病例 A 开始感到不适,次日体温 39.9℃,伴咳嗽、喉咙痛、全身不适,随即前往 J 省×医院就诊,并收治住院,医院给予替卡西林/克拉维酸钾和左氧氟沙星的治疗,治疗后病情未有改善。血常规显示白细胞减少(白细胞计数 2.29×10^9/L)和血小板减少(血小板计数 97×10^9/L)。尿常规检测中发现隐血(25+细胞/u)和白蛋白(80 mg/L)。生化检测结果提示总蛋白降低(61.5 g/L)和血糖升高。医院继续给予抗生素、奥司他韦和胰岛素以控制感染和降低血糖。6 月 11 日验血仍显示白细胞减少(白细胞计数 2.42×10^9/L)和血小板减少(血小板计数 68×10^9/L)。结核分枝杆菌(TB)、EB 病毒、Cox A16 病毒、EV71 病毒、肺炎衣原体、合胞病毒、腺病毒、流感病毒和副流感病毒均检测为阴性。该病例随后于同日转诊上海 S 医院，收治入院时临床表现为咳嗽、不适症状，胸部 CT 显示"左肺斑片状阴影，双侧少量胸腔积液，纵膈增宽"，病例 A 再次转诊至 D 医院，血常规显示血小板减少（血小板计数 81×10^9/L），白细胞计数正常。甲型流感快速检测呈阴性。谷丙转氨酶（ALT）和谷草转氨酶（AST）分别升高至 67.0 U/L 和 59.0 U/L。医院给予氧氟沙星胶囊、甲泼尼龙琥珀酸钠、泮托拉唑、谷氨酰胺和喜炎平等治疗。病例 A 经治疗后咳嗽和肌肉酸痛得到缓解，体温恢复正常。无其他基础性疾病。

病例 B 于 2016 年 6 月 8 日发病。症状包括发热（38.5℃）、全身不适和腰部酸痛等症状。2016 年 6 月 9 日到 J 省 X 医院就诊，医院给予热毒宁、奥司他韦、左氧氟沙星、替卡西林、克拉维酸钾和门冬胰岛素治疗。入院时血常规检查显示白细胞减少（白细胞计数 2.29×10^9/L）、红细胞减少（红细胞计数 4.10×10^{12}/L）、血小板减少（血小板计数 56×10^9/L）、粪便潜血、谷丙转氨酶升高（56.0 U/L）和谷草转氨酶升高（122.0 U/L）、总蛋白降低（59.4 g/L）、白蛋白降低（38.2 g/L）、乳酸脱氢酶升高（LDH）240 U/L、血糖升高（12.84 mmol/L）。X 射线检测显示肺部支气管血管阴影增加。

病例 B 还进行了其他病原体的筛查，如结核杆菌、EB 病毒、Cox A16 病毒、EV71 病毒、肺炎衣原体、合胞病毒、腺病毒、流感病毒和副流感病毒，但所有检测均为阴性。

病例 B 与病例 A 一起转至上海 D 医院，因病毒性肺炎和 II 型糖尿病入院。CT 显示左肺有两个结节影，右肺有胸腔积液。流感检测显示阴性结果。血常规检查仍显示白细胞减少（白细胞计数 3×10^9/L）和血小板减少（血小板计数 53×10^9/L）。血气分析显示二氧化碳分压（PCO_2）(4.2 kPa) 和总二氧化碳（TCO_2）(22.3 mmol/L) 降低。凝血功能障碍 [活化部分凝血活酶时间（APTT）46.8 秒] 和磷酸肌酸激酶升高（260 IU/L）。6 月 13 日再次进行血常规检测，结果为白细胞减少（白细胞计数 2.3×10^9/L）和血小板减少（血小板计数 28×10^9/L）。

病例 C 于 2016 年 5 月 21 日发病，出现全身乏力不适表现。同一天，其被病例 A 送往当地诊所。血常规显示白细胞减少（白细胞计数 3.83×10^9/L）和血糖升高。诊断为病毒感染而给予治疗。5 月 23 日，出现发热（39℃）、牙龈出血、胃痛、腹泻和不适等症状。病例 A 再次将其带到当地社区卫生中心接受治疗。血常规检查显示白细胞减少（白细胞计数 2.38×10^9/L）和血小板减少（血小板计数 88×10^9/L）。体检发现病例 C 的胸部出现皮肤瘀斑。5 月 25 日，她感到恶心并呕吐，到 J 省 D 医院就诊。血常规显示白细胞减少（白细胞计数 1.83×10^9/L）、血小板减少（血小板计数 32×10^9/L）、肝相关酶水平升高（AST 805.4 U/L、ALT 220.0 U/L）、凝血病（凝血酶原时间）13.7 秒，活化部分凝血活酶时间（APTT）64.1 秒。尿检异常糖（++）、蛋白（++）、潜血（+++），虽经全力抢救，但病例 C 病情仍有加重。5 月 28 日，病例 C 死于多器官衰竭。经回顾性诊断，病例 C 确诊为 SFTS 疑似病例。

2016 年 6 月 14 日，上海 D 医院将采集的病例 A 和病例 B 的血标本送上海市疾病预防控制中心，检测结果均为新型布尼亚病毒荧光定量 PCR 核酸阳性。

（二）疫情控制措施

(1) 病例 A 和 B 经实验室确诊后，上海 D 医院于 2016 年 6 月 14 日对病例进行了 SFTS 的传染病网络直报。

(2) 对上海 D 医院的病房开展终末消毒。

(3) 对病例的密切接触者进行了流行病排查，开展为期 2 周的医学观察，未发现有续发病例。

(4) 将血清标本送中国疾病预防控制中心开展进一步复核和测序。

(5) 上海市疾病预防控制中心将病例情况通报疫情所在地疾病预防控制中心。

(三) 调查结论

本案例为一起输入性 SFTS 家庭聚集性疫情。

四、专家点评

本案例为一起发生在长三角地区的 SFTS 家庭聚集性疫情。两个家庭成员均感染 SFTSV,回顾性流行病学调查显示最有可能来源于一个疑似 SFTS 病例,该病例可能为该家庭聚集性疫情的潜在指示病例。

该案例中的指示病例极可能主要通过蜱虫叮咬感染,二代病例包括病例 B 和病例 C 通过护理或接触病例血液、体液感染(不排除近距离气溶胶传播可能)。提示需对丘陵地带的居民开展健康宣传,在 5~8 月户外活动时,要做好身体裸露部位的防护(如穿长袖、长裤等),预防蜱虫叮咬。另外,在陪护、救治病例或处理病例尸体时,一定要做好包括戴 N95 口罩、手套等严格的个人防护,避免接触患者的血液和体液,一旦接触要及时做好消毒,对无防护密切接触者开展为期 2 周的医学观察。

此外,本案例 2 例病例均出现发热伴呼吸道感染,甚至是病毒性肺炎,这并非 SFTS 病例的常见临床表现,这提示我们,可通过建立更为敏感而高效的监测系统,以提早发现更多具有非典型症状的 SFTS 病例。

(朱奕奕)

【案例六】一起输入性聚集性疫情

一、案例背景

(一) 流行病学背景

本次疫情主要发生地为长三角地区的丘陵地带,环境中存在蜱虫孳生,该地区既往曾报告 SFTS 病例。

(二) 病例基本情况

疑似病例 A 为男性,患病时 70 岁,职业为清洁人员,工作和居住地均为长三角地区某市,无药物或食物过敏史。

病例 B 为女性,患病时 68 岁,职业为农民,为病例 A 的妻子,工作和居住地均为长三角地区某市,无药物或食物过敏史。

病例 C 为男性,患病时 27 岁,职业为职员,与病例 A 和 B 同住,工作和居住地均为长三角地区某市,无药物或食物过敏史。

病例 D 为女性,患病时 38 岁,职业为职员,为病例 A 和 B 的女儿,工作和居住地均为 S 市,无药物或食物过敏史。

病例 E 为男性，患病时 38 岁，职业为医生，曾参与病例 A 的抢救，工作和居住地均为 S 市，无药物或食物过敏史。

病例 F 为女性，患病时 32 岁，职业为护工，曾参与病例 A 的抢救，工作和居住地均为 S 市，无药物或食物过敏史。

(三) 疫情发现经过

2018 年 6 月 12 日，病例 A 出现发热、全身不适，并有血小板减少，症状呈进行性加重。6 月 21 日，其前往 S 市×医院就诊。6 月 23 日病例 A 死于多器官衰竭。经回顾性诊断，病例 A 诊断为 SFTS 疑似病例。

病例 B 于 2018 年 7 月 1 日发病，出现发热、伴血小板减少和白细胞减少。7 月 6 日前往 S 市×医院就诊，于 7 月 10 日死于多器官衰竭。病例 B 的血样于 7 月 10 日经检测 SFTSV 核酸呈阳性，确诊为 SFTS 病例。

病例 C 于 2018 年 7 月 5 日发病，最高体温 38.9℃。他还出现头痛、恶心、呕吐、腹泻和关节痛，伴白细胞减少和血小板减少。病例 C 的血样于 7 月 8 日在当地经检测 SFTSV 核酸呈阳性，确诊为 SFTS 感染。

病例 D 于 2018 年 7 月 5 日发病，症状为发热(38.9℃)、畏寒、头痛、不适、恶心、呕吐、腹泻。7 月 7 日出现白细胞减少和血小板减少。病例 D 的血样于 7 月 10 日在当地经检测，结果为 SFTSV 核酸呈阳性，确诊为 SFTS 病例。

病例 E 于 2018 年 6 月 30 日曾出现轻度发热，一周后康复。病例 E 的血样于 7 月 10 日经检测 SFTSV 检测为阴性，SFTSV IgM 抗体检测呈阳性，确诊为 SFTS 病例。

病例 F 于 2018 年 7 月 6 日发病，随后出现发热和进行性血小板减少和白细胞减少症。病例 F 的血样于 7 月 10 日经检测 SFTSV 核酸呈阳性，确诊为 SFTS 病例。

二、现场流行病学调查

(一) 居住地情况

病例 A、B、C 来自同一家庭，居住地环境属丘陵地貌，病例 A 职业为环境清理，不清楚患者是否曾被蜱虫叮咬。但对患者周围环境的调查显示，在村里和山上其他病例活动的地方，都可以发现蜱虫。病例 D、E 和 F 工作和生活均为自有住房，发病前 2 周内无蜱叮咬史或户外活动史。经现场蜱虫调查，捕获的蜱虫中未检测到 SFTSV。

(二) 接触史调查

病例 A 既往身体健康，其发病前 2 周曾在绿地河道等地从事清理工作。否认村里有类似患者，也否认病前有类似患者接触史。

病例 B、C、D 均曾在病例 A 患病期间探望和护理。

病例 E、F 均在病例 A 住院期间进行近距离诊疗操作。

病例 D、E 和 F 均否认有蜱叮咬史，并且否认在发病前 21 天曾在植物覆盖或丘陵地区居住过。

(三) 密切接触者判定

病例 A 在医院就诊和治疗期间，主要由病例 B、C 和 D 照顾，另有家庭成员曾探望。共判定 39 名密接。

三、现场处置

(一) 病例诊断和治疗

2018年6月12日,病例A出现发热、全身不适,并有血小板减少,症状呈进行性加重。6月21日,他前往S市×医院就诊。6月23日病例A死于多器官衰竭。经回顾性诊断,病例C诊断为SFTS疑似病例。

病例B于2018年7月1日起病,发热,血小板减少($68×10^9$/L)和白细胞减少($3.2×10^9$/L)。7月6日前往S市×医院就诊,验血结果白细胞总数$1.14×10^9$/L,血小板$17×10^9$/L。胸部CT提示肺炎。她于7月10日死于多器官衰竭。病例B血样于7月10日经检测SFTSV核酸呈阳性,确诊为SFTS病例。

病例C于2018年7月5日起病,最高体温38.9℃。他还出现头痛、恶心、呕吐、腹泻和关节痛。验血显示白细胞总数为$3.5×10^9$/L,血小板计数为$105×10^9$/L。7月8日,血液检测显示白细胞减少($2.2×10^9$/L)和血小板减少($89×10^9$/L)。胸部CT扫描显示右下肺感染。病例C血样于7月8日在当地经检测SFTSV核酸呈阳性,确诊为SFTS感染。

病例D于2018年7月5日发病,症状为发热(38.9℃)、畏寒、头痛、不适、恶心、呕吐、腹泻。7月7日验血显示白细胞减少($1.31×10^9$/L)和血小板减少($65×10^9$/L)。病例D血样于7月10日在当地经检测,结果为SFTSV核酸呈阳性,确诊为SFTS病例。

病例E于2018年6月23日为S市×医院为病例A的ICU医生之一,6月30日曾出现轻度发热,1周后康复。病例E的血样于7月10日经检测SFTSV检测为阴性,SFTSV IgM抗体检测呈阳性,确诊为SFTS病例。

病例F为S市×医院的护工,她于2018年7月6日发病,随后出现发热和进行性血小板减少(最低血小板计数:$39×10^9$/L)和白细胞减少症(最低白细胞计数:$0.9×10^9$/L)。病例F的血样于7月10日经检测SFTSV核酸呈阳性,确诊为SFTS病例(图9-5)。

图9-5 彩图

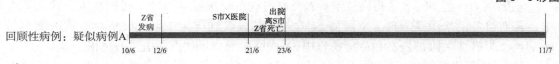

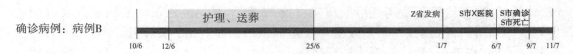

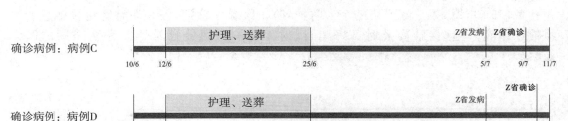

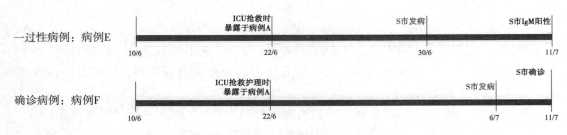

图 9-5 一起 SFTS 聚集性疫情的时间轴

2016 年 7 月 10 日，S 市×医院将采集的病例 B、E、F 血标本送市疾病预防控制中心，检测结果显示，病例 B 和 F 为 SFTSV 核酸荧光定量 PCR 阳性，病例 E 为 SFTSV IgM 抗体阳性。

病例 C 和病例 D 分别于 2021 年 7 月 8 日和 10 日，在当地经血样采集和检测，结果为 SFTSV 核酸荧光定量 PCR 阳性。

（二）疫情控制措施

（1）经实验室确认后，S 市×医院当日进行了传染病网络直报。

（2）对 S 市×医院的病房开展终末消毒。

（3）对病例的密切接触者进行了流行病排查，开展为期 2 周的医学观察，未发现有续发病例。

（4）将血清标本送中国疾病预防控制中心开展进一步复核和测序。

（5）S 市疾病预防控制中心将病例情况通报疫情发生省疾病预防控制中心。

（三）调查结论

本案例为一起输入性 SFTS 聚集性疫情。

四、专家点评

本案例为一起 SFTS 聚集性疫情。3 个家庭成员均感染 SFTSV，回顾性流行病学调查显示最有可能的来源是来自 1 个疑似 SFTS 病例，该病例应为该家庭聚集性疫情的潜在指示病例。另有 2 名医护人员在诊疗操作中，可能因接触指示病例的血液或体液而感染。

该案例指示病例极可能主要通过蜱虫叮咬感染，二代病例通过护理或接触病例血液、体液感染（不排除近距离气溶胶传播可能）。提示对丘陵地带的居民需开展健康宣传，在 5~8 月户外活动时，要做好身体裸露部位的防护（如穿长袖、长裤等），预防蜱虫叮咬。另外，在陪护、救治病例或处理病例尸体时，尤其是家属和医务人员，一定要做好包括戴 N95 口罩、手套等严格的个人防护，防止医源性感染，务必注意避免接触患者的血液和体液，一旦接触要及时做好消毒，对无防护密切接触者开展为期 2 周的医学观察。

（朱奕奕）

【案例七】世界其他地区病例

一、日本地区病例

(一) 案例背景
本案例介绍的是日本境内首次发现的 SFTS 患者。2012 年秋天,日本境内山口县 1 名老年健康女性因高烧、疲劳、呕吐和黑便症状住院,体温 39.2℃。患者的病情在入院后第 2 天迅速恶化,出现大量血尿和大量血便。住院第 3 天,患者死亡。

(二) 临床特征
1. 患者症状

患者首发症状为高热、疲劳、呕吐和黑便症状,在后续住院过程中,症状未缓解。

2. 病原学检查

经患者生前血清病毒分离培养,利用二代测序及病毒特异性抗体检测,明确其为 SFTSV 感染。

3. 实验室检测及影像学检查

医院对该患者进行了详细的实验室检查。血小板计数为 $89×10^9/L$[正常值为 $(100\sim300)×10^9/L$],白细胞计数为 $0.4×10^9/L$[正常值为 $(4.0\sim8.0)×10^9/L$]。血清谷丙转氨酶、谷草转氨酶和肌酸激酶水平高于正常值,而 C 反应蛋白水平正常。凝血研究显示活化部分凝血活酶时间(APTT)延长,D-二聚体水平升高。患者的血清铁蛋白水平 $>40\,000\,\mu g/L$,极度升高(正常范围为 $3\sim166\,\mu g/L$)。尿常规结果显示,蛋白尿阳性和微量血尿。胸部和腹部的 CT 结果显示右腋窝淋巴结肿大和双侧肾肿胀,未见肝脾肿大。骨髓穿刺结果显示骨髓细胞轻度减少。

(三) 暴露史情况
就诊时,未观察到蜱等其他虫咬伤口。

(四) 尸检结果
右侧腋窝淋巴结肿大、双侧肾肿胀、肾盂内有上皮下出血,心包液轻度潴留,肝脂肪变性。幽门区观察到胃溃疡。显微镜观察可见,右侧腋窝淋巴结坏死样变,坏死区域包含组织细胞、免疫母细胞以及细胞核碎片,未见中性粒细胞。在淋巴结、骨髓和脾脏中观察到明显的噬血现象。

二、韩国地区病例

(一) 案例背景
2012 年,居住在韩国江原道春川市的一名 63 岁健康女性出现发热症状。与此同时,注意到脖子左侧有一个肿块。该患者回忆,发热 2 周前曾在一个农场工作,当时发现脖子被虫子叮咬。在发病第 3 天,开始出现腹泻症状。发病第 4 天,血小板减少征恶化,颈部 CT 结果显示淋巴结肿大、坏死。左颈部和左腋窝区域的多个淋巴结肿胀。第 6 天,患者被转诊到首尔国立大学医院。发病第 10 天,患者死于多器官功能衰竭。

(二) 临床特征

1. **患者症状** 患者发病当天因发热入院治疗,体温为38.7℃。就诊时颈部左侧发现虫咬导致的肿块。血压为126/70 mmHg,心率为每分钟86次。发病第3天,开始出现水样腹泻,每天6次。后续病程中出现左颈部和左腋窝区域的多个淋巴结肿胀,可在肩膀和下肢上观察到瘀点。发病第8天,患者表现为意识障碍和语言障碍。

2. **病原学检查** 由于怀疑其为病毒感染致病,医务人员保留其血清,经病毒分离培养,利用镜下特征判断、RT-PCR检测和测序技术,于患者死亡7个月后明确其为SFTSV感染。

3. **实验室检测及影像学检查** 实验室检查结果显示全血细胞减少和血清转氨酶水平升高;凝血酶原和活化部分凝血活酶时间正常,但纤维蛋白原水平下降。尿液试纸测试显示蛋白尿阳性,尿液显微镜下检查显示每个高倍视野中有100个以上的红细胞。对恙虫病、汉坦病毒和钩端螺旋体的抗体检测结果均为阴性。B型利钠肽水平增至134 pg/mL(参考范围<100 pg/mL),加之胸片显示双侧血管纹理增加,提示心脏功能不全。病程后期脑脊液化学特征正常。脑部CT结果未见出血或梗死的迹象和其他异常。

4. **暴露史情况** 该患者回忆,发热2周前她曾在一个农场工作,当时发现脖子被虫子叮咬。

三、国外地区病例总结

(一) 概况和病例发现

SFTS首先在我国被诊断和发现,随后经证实,SFTS也在日本和朝鲜半岛地区流行。世界上明确的SFTS病例大多集中在东亚地区,而在世界其他地区鲜有报道。在日本,首个被确诊的病例出现于2012年秋季的山口县,是一位健康的50岁女性患者。该日本患者与SFTS重症患者的通常症状类似,最后治疗无效死于广泛的出血和多器官功能障碍。随后,日本卫生机构开展了回顾性血清学调查研究,发现最早的SFTS病例在2005年的日本西部已经出现。仅在2013年,包括首个确诊病例在内,在韩国共有36例患者被诊断为SFTS。首个被确诊的韩国境内SFTS患者为江原道的63岁女性患者,死于多器官功能障碍。

(二) 流行病学特征

1. **日本SFTS流行病学特征** 2013年至2017年,日本境内累计确诊SFTS病例共319例,多为大于60岁的老年人。其中男性患者152例,平均年龄为71岁;女性患者167例,平均年龄77岁;死亡组患者平均年龄高于非死亡组患者。日本2013~2017年SFTS患者累积病死率为17%。日本SFTS患者发病集中于夏季和秋季,病例分布在西部地区,包括冲绳和宫崎等地区。生物学调查表明,在日本南部地区,虽然没有SFTS病例的报道,但在长角血蜱体内检测出SFTSV。

2. **韩国SFTS流行病学特征** 2012年首个确诊病例出现后,韩国SFTS患者人数逐年上升,目前已超过1000例,其中,2013年韩国SFTS病死率高达47.2%,随后病死率逐年下降,2018年未出现死亡病例,2013~2018年平均病死率约为14.9%。韩国地区89%的SFTS患者平均年龄大于50岁。大部分患者的发病时间集中在每年的5~10月。韩国的东部和南部地区为SFTS流行区域。江原道和济州道包含了最多的既往病例。

已在几种蜱类中检测到SFTSV,包括长角血蜱、龟甲形钝眼蜱和日本硬蜱。血清流行病学调查研究表明,在包括韩国东部和南部地区的 SFTS 流行区域,居民的血清抗体阳性率为 4.2%~28.4% 且老年人血清抗体阳性率更高;在非 SFTS 流行地区,居民的血清抗体阳性率为 2.6%,且各年龄段人群没有差异。

(三) 国内外 SFTS 的关联

日本、韩国的病例与我国东部沿海地区 SFTS 患者病死率相近且明显高于我国内陆地区。既往研究表明,我国各地区传播的 SFTSV 序列构成差异十分显著,亲缘关系较远。而浙江地区与韩国及日本传播的 SFTSV 序列较为接近。病毒时空进化分析表明,纳入分析的 SFTSV 共同的祖先出现在约 1800 年,而病毒第一次出现分化的时间约在 1895 年。地理溯源分析结果推测显示,1800~1930 年,SFTSV 由潜在发源地河南省向临近的湖北省扩散;在 20 世纪 60 年代传播至江苏省;2000 年左右继续向东,扩散至靠海的浙江省和相隔黄海的韩国;在 2005 年左右,以江苏省为中心,SFTSV 向安徽、河南、山东、辽宁、吉林省传播,同时浙江省和日本有韩国输入性的 SFTSV 出现;此后,出现了病毒在疫源地之间的互相扩散,包括浙江省向日本、辽宁省向山东省、山东省向浙江省。

日本、韩国的病例与我国东部沿海地区 SFTS 病例在病死率和病原体序列特征上存在相似之处,但与我国内陆地区有较大差异。长角血蜱可以携带病毒,并在寄生过程中感染哺乳动物和鸟类,包括舟山市在内的我国东南沿海地区,以及韩国和日本,都有数量巨大的岛屿,同时这些岛屿也是很多候鸟的栖息地。这些携带蜱虫的海鸟或许作为中间宿主传播 SFTSV。

(四) 防控措施

为有效防止 SFTS 未来可能在亚洲甚至世界范围内的暴发流行,应推动疫苗的研制和应用。同时也应当加强机制研究,明确 SFTSV 在日本、韩国以及我国各区域流行株的异同,加强主动监测。由于 SFTS 为自然疫源性疾病,"同一健康"策略应当贯穿疾病防控的各个环节。

我国东部沿海地区海岛众多,地貌特征以丘陵山地为主,由于靠近海洋,当地气候环境随季节变化规律复杂。SFTS 已成为浙江舟山市和宁波市等地的地方流行病,有数量众多的新发患者和既往病例。我国东部沿海地区作为港口密集区域,与日本、韩国贸易和人员交流较为频繁,应加强海关检疫,防止出现输入性病例。

四、专家点评

日本、韩国和我国三国地理位置接近,气候条件和季节更替规律接近,SFTS 的流行季节重叠,应当更加注意输入性病例的监测和防控。基因进化分析证实了 SFTSV 在我国东部沿海地区与日韩地区的确存在关联。包括候鸟在内的迁徙动物可以跨越陆地和海洋大范围传播人畜共患病,未来研究中应收集东亚地区候鸟身上的蜱虫样本,并对 SFTSV 进行检测。聚焦于我国沿海地区 SFTSV 的分子流行病学调查不仅会揭示 SFTSV 的进化和传播过程,而且可以对 SFTS 的防治提供有价值的理论支持。

(刘吉洛　范君言　曹广文)

【案例八】上海临床案例

一、患者基本情况

患者,男,64岁,安徽人,于2018年5月10日夜转上海市某医院急诊科,5月12日收入感染科。

主诉:发热9天,腹背皮疹6天,双下肢瘀点5天。

现病史:患者于2018年5月3日在连云港旅游途中无明显诱因下出现发热,伴畏寒、上腹不适、乏力。5月4日于旅游地当地医院就诊,体温38.5℃,查血常规未见明显异常,当地医院考虑"呼吸道感染",予输液治疗(具体不详),体温仍持续38.5℃以上。5月5日血常规:白细胞$3.70×10^9$/L,中性粒细胞百分比76.7%,淋巴细胞百分比17.3%,血色素117g/L,血小板$96×10^9$/L。胸部X线片示慢性支气管炎伴感染,诊断为"肺炎",予哌拉西林和他唑巴坦抗感染、复方锌布颗粒剂退热对症治疗。服用复方锌布颗粒剂后1~2小时,体温可降至36.5~37.2℃,维持3~4小时后体温再次升至38.5~39.3℃,体温多于夜间升高。5月6日出现背部及上腹部密集性点状红色斑疹,无瘙痒、疼痛。5月7日转诊于当地医院,体检发现双下肢针尖大瘀点,相继予利巴韦林、更昔洛韦、头孢替安及退热对症治疗,背部及上腹部密集斑疹逐渐消退,但体温仍波动于37.5~39℃,于5月9日出现嗜睡,伴呕吐胃内容2次,呕吐非喷射性,且牙龈肿胀出血,查血常规进行性下降。5月10日血小板降至$22×10^9$/L。5月10日夜转诊某医院急诊科。患病以来,患者精神、胃纳、睡眠不好,二便正常,无明显体重下降。

既往病史:患者高血压病史6年余,最高150/88 mmHg,曾口服尼莫地平,2017年腔隙性脑梗塞后停用降压药,目前控制良好。2009年诊断反流性食管炎。否认糖尿病、冠心病、慢性支气管炎、精神病等基础疾病。

患者出生于安徽,长期在原籍生活。疫区居住史、疫情接触史:于2018年4月1日始居住在安徽省芜湖市,2018年5月1~3日赴江苏省连云港市花果山旅游。吸烟史:吸烟30年,平均3~5支/天,未戒烟。否认肝炎、结核等其他传染病史。否认手术史、外伤史、输血史,否认食物、药物过敏史,预防接种按计划进行。否认化学性、放射性、有毒物质接触史、冶游史。已婚已育,否认家族遗传病及类似病史。

二、临床检查

(一)入院查体

体温36.9℃,脉搏75次/分,呼吸20次/分,血压127/82 mmHg。嗜睡,表情淡漠,反应迟钝,回答尚切题,自动体位,查体合作,平车推入病房。全身浅表淋巴结无肿大。双下肢可见针尖大瘀点,四肢注射针眼处可见瘀斑,未见皮疹。睑结膜未见瘀点瘀斑,巩膜无黄染。双侧瞳孔等大等圆,直径0.25cm,对光反射灵敏,齿龈处可见多处渗血。双侧下颌压痛,无红肿。颈软,无抵抗;双肺呼吸音粗糙,未闻及干、湿性啰音。心率75次/分,律齐;腹平坦,右上腹、中上腹有压痛,无肌紧张及反跳痛,肝脾肋下未触及,肝区叩击痛,肾区无叩击痛,肠鸣音2次/分。关节无红肿；双下肢无水肿；生理反射正常，病理反射未引出，脑膜刺激征阴性。

（二）实验室及辅助检查

（1）血常规（2018-5-11）：白细胞 10.41×10^9/L，中性粒百分比 86.4%，淋巴细胞百分比 11.6%，血红蛋白 136 g/L，血小板 22×10^9/L。

（2）血凝（2018-5-11）：凝血酶原时间：11.4 秒，部分凝血活酶时间 95.8 秒，纤维蛋白原 1.6 g/L，纤维蛋白降解产物 32.8 ug/ml，D-二聚体 15.44 FEUmg/L。

（3）心肌酶学（2018-5-11）：肌钙蛋白 T0.054 ng/ml，CK-MB mass3.56 mg/ml，NT-proBNP 757.2 pg/ml。

（4）生化（2018-5-11）：谷丙转氨酶 153 U/L，谷草转氨酶 518 U/L，白蛋白 28 g/L，总蛋白 64.3 g/L，γ-谷氢酰转移酶 337U/L，碱性磷酸酶 189 U/L，肌酐 82 μmol/L。

（5）血淀粉酶（2018-5-11）：202 U/L。

（6）颈部 CT 平扫（2018-5-11）：未见异常。

（7）肺及上腹部 CT 检查示（2018-5-11）：双肺下叶少许炎症，双侧胸腔积液；肝右叶钙化灶，双肾周渗出样改变。

三、病原学检测和诊断

2018 年 5 月 11 日，血液标本的 SFTSV 核酸检测结果为阳性。根据流行病学调查、临床表现及核酸检测结果，诊断该病例为 SFTS，SFTSV 感染。

四、治疗

入院时患者予Ⅰ级护理，告病重，心电监护。采用甲强龙 40 mg ivgtt qd＋人免疫球蛋白 20 g ivgtt qd 治疗。

申请输注单采血小板（250 mL/单位）治疗单位。

明确 SFTS 诊断后，予甲强龙及丙种球蛋白、调节免疫、保肝、头孢曲松抗感染、输注单条血小板、善宁抑制胰液分泌、制酸、通便等各项支持治疗。患者体温降至正常，皮肤、消化道、齿龈出血症状好转，肝、心、胰腺、神经系统等各脏器功能均有好转，病情稳定，5 月 29 日准予出院。

五、专家点评

【关键问题1】患者入院时"发热伴皮疹"初步诊断应该考虑什么？有哪些鉴别诊断？下一步应进行哪些检查？

患者起病急，病程短，突发发热，首先考虑感染性疾病。主要表现为发热，血小板减少、白细胞降低，出血倾向，肝功能受损，有安徽省和江苏省等地旅居史，因此首先要考虑 SFTS 可能，可以通过血液送检核酸检测帮助诊断。除 SFTS 外，其他发热伴血小板下降综合征的鉴别需要考虑如下疾病。

1. 感染性疾病

（1）EB 病毒感染：常见发热、咽痛、皮疹、肝功能异常，可累及造血系统。患者外周血涂片可见异性淋巴细胞增多。该患者 EBV-DNA 检测正常，可排除 EB 病毒感染。

（2）登革热的主要特征包括发热、血管通透性增加、出血表现和显著的血小板减少。由于患者发病时间并非该地区登革热流行季节,该地区也并非登革热流行地区,故暂不考虑。

(3) 丛林斑疹伤寒表现为发热、头痛、厌食和不适,部分患者还可能出现焦痂或皮疹。若患者精神状态改变、白细胞减少、血小板减少而C反应蛋白正常,则提示为SFTS,而非丛林斑疹伤寒。

(4) 肾综合征出血热表现为发热、出血、低血压、肾衰竭和血小板减少。汉坦病毒通过吸入或接触啮齿动物粪便或尿的气溶胶传播。患者居住区域既往有该病流行,虽非该病高发季节,仍应该通过血清学或分子生物学方法进行鉴别。

2. 非感染性疾病

(1) 噬血细胞综合征:常为感染诱发,表现为发热、脾肿大、血细胞两系以上减少、高甘油三酯血症/低纤维蛋白原血症,骨髓、淋巴结可见嗜血现象等表现。患者现诊断依据不足,必要时可行骨髓穿刺检查。

(2) 淋巴瘤:由于病变部位及范围不同,淋巴瘤的临床表现多样。可有淋巴结肿大(无痛性、进行性肿大常为首发症状,尤以颈部淋巴结为多见)。发热、消瘦、盗汗为主要全身症状。发热热型多不规则,可呈持续性高热,也可间歇性低热。特异性皮肤损害多见于T细胞成人白血病/淋巴瘤综合征,本病可侵及肝、脾、骨、胃肠道等多个器官。患者起病急,目前无淋巴瘤相关证据。

【关键问题2】对于SFTSV感染,哪些因素可以导致重症或死亡率升高?如何进一步降低患者死亡率?

根据柳叶刀感染病学2018年发布的一篇研究显示,男性、老年人、延迟住院、出现腹泻/呼吸困难/神经系统症状都和死亡率增高密切相关。同时,这项研究纳入了2000多名患者后,发现SFTSV感染后的死亡率达到了16.2%,提示对于高危人群,在治疗中应该早期干预并及时给予对症治疗。这项研究还提出对于病毒载量低于1×10^6拷贝/mL的患者,利巴韦林可能可以进一步降低死亡率。

在本例病例中,患者为老年男性,且病程中出现嗜睡等神经系统症状,但由于在病程早期诊治团队就进行了抗病毒治疗,并及时给予较为充分的支持治疗,获得了较好的疗效。这个病例也再次提示我们,对于新型布尼亚病毒感染,在病程中及时监测患者各项临床体征及实验室结果的变化,及时给予对症支持治疗,对于改善患者的预后有着重要的意义。

(赵元箐　艾静文　徐　斌　张文宏)

参考文献

[1] Xu BL, Liu LC, Huang XY, et al. Metagenomic analysis of fever, thrombocytopenia and leukopenia syndrome(FTLS) in Henan Province, China: Discovery of a new bunyavirus [J]. PLoS pathogens, 2011,7(11):e1002369.

[2] Yu XJ, Liang MF, Zhang SY, et al. Fever with thrombocytopenia associated with a novel bunyavirus in China [J]. N Engl J Med, 2011,364(16):1523-1532.

[3] 许汴利.新布尼亚病毒感染致发热伴血小板减少综合征的发现、认识与启示[J].中华预防医学杂志,2012,46(2):99-102.

[4] Toru Takahashi, Ken Maeda, Tadaki Suzuki, et al. The first identification and retrospective study of severe fever with thrombocytopenia syndrome in Japan [J]. J Infect Dis, 2014, 209:

816 - 827.

[5] Kye-Hyung Kim, Jongyoun Yi, Gayeon Kim, et al. Severe fever with thrombocytopenia syndrome, South Korea, 2012 [J]. Emerg Infect Dis, 2013,19(11):1892 - 1894.

[6] Kawaguchi T, Matsuda M, Takajo I, et al. Severe fever with thrombocytopenia syndrome with myocardial dysfunction and encephalopathy: A case report [J]. J Infect Chemother, 2016, 22 (9):633 - 637.

[7] Gowen B B, Hickerson B T. Hemorrhagic fever of bunyavirus etiology: Disease models and progress towards new therapies [J]. J Microbiol, 2017,55(3):183 - 195.

[8] Jiang X L, Zhang S, Jiang M, et al. A cluster of person-to-person transmission cases caused by SFTS virus in Penglai, China [J]. Clin Microbiol Infect, 2015,21(3):274 - 279.

[9] Park I A-O, Kim H A-O, Kwon K T. Two treatment cases of severe fever and thrombocytopenia syndrome with oral Ribavirin and plasma exchange [J]. Infect Chemother, 2017, 49 (1):72 - 77.

[10] 唐霜. 布尼亚病毒目新分类概述[J]. 生物多样性,2018,26(9):1004 - 1015.

[11] Zhan J, Wang Q, Cheng J, et al. Current status of severe fever with thrombocytopenia syndrome in China [J]. Virologica Sinica, 2017,32(1):51 - 62.

[12] 周鑫,朱建勇,曾宪聪. 新型布尼亚病毒感染继发嗜血细胞综合征 1 例报道[J]. 中国临床研究, 2021,34(4):531 - 533.

[13] Li J, Li S, Yang L, et al. Severe fever with thrombocytopenia syndrome virus: A highly lethal bunyavirus [J]. Critical Reviews in Microbiology, 2021,47(1):112 - 125.

[14] Sun Y, Liu M M, Luo L M, et al. Seroprevalence of Severe Fever with Thrombocytopenia Syndrome Virus in Hedgehog from China [J]. Vector Borne Zoonotic Dis, 2017, 17 (5): 347 - 350.

[15] Huang D, Jiang Y, Liu X, et al. A cluster of symptomatic and asymptomatic infections of severe fever with thrombocytopenia syndrome caused by person-to-person transmission [J]. Am J Trop Med Hyg, 2017,97(2):396 - 402.

[16] Li H, Lu QB, Xing B, et al. Epidemiological and clinical features of laboratory-diagnosed severe fever with thrombocytopenia syndrome in China, 2011 - 17: A prospective observational study [J]. Lancet Infect Dis, 2018,18:1127 - 1137.

图书在版编目(CIP)数据

发热伴血小板减少综合征/潘浩,吴寰宇主编. —上海:复旦大学出版社,2023.3
ISBN 978-7-309-16703-0

Ⅰ.①发… Ⅱ.①潘… ②吴… Ⅲ.①发热-血小板减少症-综合征-诊疗 Ⅳ.①R441.3
②R558

中国国家版本馆 CIP 数据核字(2023)第 015017 号

发热伴血小板减少综合征
潘　浩　吴寰宇　主编
责任编辑/高　辉

复旦大学出版社有限公司出版发行
上海市国权路 579 号　邮编:200433
网址:fupnet@fudanpress.com　http://www.fudanpress.com
门市零售:86-21-65102580　团体订购:86-21-65104505
出版部电话:86-21-65642845
上海四维数字图文有限公司

开本 787×1092　1/16　印张 10　字数 243 千
2023 年 3 月第 1 版
2023 年 3 月第 1 版第 1 次印刷

ISBN 978-7-309-16703-0/R·2025
定价:60.00 元

如有印装质量问题,请向复旦大学出版社有限公司出版部调换。
版权所有　侵权必究